寝ころんで読む

金匱要略

入江祥史 著

中外医学社

はじめに

　漢方の学習では、「傷寒論」で急性感染症について学び、読み終えたら「金匱要略」で慢性疾患について学ぶ、というようなことが王道とされてきた。

　この2つの書はともに張仲景（張機：2~3世紀）によって書かれたといわれ、中国でも日本でも漢方学習の基本書物とされ、現代まで読み継がれている。傷寒論は葛根湯、小柴胡湯、麻黄湯、小青竜湯、芍薬甘草湯、五苓散など、金匱要略は桂枝茯苓丸、当帰芍薬散、半夏厚朴湯、大建中湯など、いまも非常によく使われる処方の出典であるからだ。

　しかし、その原文は2,000年前に中国で書かれ、戦乱等で早くに逸失し、現在我々が手にするものはすべて後に編集されたもの、およびそれを解説したものばかりである。原文が何であったかわからないし、かつてはコピー機もスキャナもなかったので、伝達過程でかなりの誤字脱字が生じ、あわせて後人の解釈が入ったり削除されたりして、相当に手の加わったものになっている。当然、脱落した部分も少なくないだろう。タイムマシンがあったら、原文を見に行きたいくらいである。

　本書は、先に出版した「寝ころんで読む傷寒論・温熱論」の続編・姉妹編である。寝ころんで読むには難解かもしれないが、肩ひじ張らずに読んでいただきたい。とはいえ、金匱要略そのものが傷寒論・温熱論ほどすっきりと系統だった本ではないので、本書もすっきりしていないのはご勘弁願いたい。

　また、紙面の都合上、最初に出来上がった原稿を相当削らざるを得なかった。これ以上やると理解不能というくらいにまで削ったので、初学者には難しいと思う。どうか別に漢方や中医学の入門書を終えてから取り組んでいただきたい。

　2020年9月

著者

もくじ

臓腑経絡先後病脈証第 1

第 1 条　問曰、上工治未病、何也[1]。

師曰、夫治未病者、見肝之病、知肝伝脾、当先実脾。四季脾王不受邪、即勿補之。中工不暁相伝、見肝之病、不解実脾、惟治肝也。夫肝之病、補用酸、助用焦苦、益用甘味之薬調之。酸入肝、焦苦入心、甘入脾。脾能傷腎、腎気微弱、則水不行。水不行、則心火気盛。心火気盛、則傷肺。肺被傷、則金気不行。金気不行、則肝気盛、故実脾、則肝自癒。此治肝補脾之要妙也。肝虚則用此法、実則不在用之。経曰、虚虚実実、補不足損有余、是其義也、余臓準此。

(超意訳)

＜問＞
　「良医は未病を治す」といいますが、どういうことでしょう？

＜答＞
　たとえば、良医は肝の病は脾に伝わることを知っているので、肝の病をみたとき先回りして脾を手当てするということだ（脾が充実していれば邪を受けないので、その必要はない）。

　凡医はこのことを知らないから、肝の病をみたら肝を直接治すだけで終わる（そもそも肝の病は、肝に入る酸味薬を用いて肝を直接補う以外に、心に入る苦い薬で心を助け、脾に入る甘い薬で脾を補益し、それぞれを調えて治すものだ）。

---

[1] まずお断りしておくが、金匱要略では 1. とか 2. という番号は付いていない。筆者が便宜上付けただけである。句読点も元々ないので、筆者が適当につけている。

脾気が充実すると、相克関係[2]にある腎を抑える（土克水）。腎気が抑えられれば水が巡らなくなる（腎主水）。水が巡らないと、相克関係にある心の火気（水克火）を抑制できず、心火が盛んになる。盛んな心火は、相克関係にある肺を抑える（火克金）。すると金の気が巡らなくなり、相克関係にある肝への抑制（金克木）がとれて、肝気は旺盛になる。だから、脾を充実させると肝も充実し、肝の病は自然に治るわけだ。

　以上が「未病を治す」の要点だ。肝気が虚していればこの方法を用いるべきで、充実していれば不要だ。虚実をしっかり見定め、不足を補い過剰を除去せよというのは、こういうことだ。他の臓の病も同様に治せばよい。

　さて、冒頭の「問曰」、「師曰」って、誰と誰が会話しているのか？　『黄帝内経霊枢』に「上工治未病」なるくだりがあるから、ここも黄帝と岐伯か？　まあ深く考えずに、「Q&A形式で書かれた本」と考えて先に進もう。

　ここでは、有名な「未病」の概念が述べられている。肝の病を例に、五行・五臓の相生・相克関係を使って、未病を治す要点を説明している。ここでぜひ五行についておさらいしておこう。

第2条　夫人稟五常、因風気而生長。風気雖能生万物、亦能害万物。如水能浮舟、亦能覆舟。若五臓元真通暢、人即安和。客気邪風、中人多死。千般疢難、不越三条。一者、経絡受邪、入臓腑為内所因也。二者、四肢九竅血脈相伝、壅塞不通、為外皮膚所中也。三者、房室、金刃、虫獣所傷。以此詳之、病由都尽。若人能養慎、不令邪風干忤経絡、適中経絡、未流伝腑臓、即医治之。四肢纔覚重滞、即導引吐納、鍼、灸、膏摩、勿令九竅閉塞。更能無犯王法、禽獣災傷、房室勿令竭乏、服食節其冷、熱、苦、酸、辛、甘、不遺形体有衰、病則無由入其腠理。腠者、是三焦通会元真之処、為血気所注。

---

[2] 五行説では、肝・腎・脾・肺・腎の五臓は木・火・土・金・水の五行にそれぞれ属する。それぞれの臓が相互に制御しあっているのを相生・相克関係という。

JCOPY 498-06930

理者、是皮膚臓腑之文理也。

（超意訳）

　人は生まれつき、自然の一部である五臓を授かっているので、自然の影響を受けて成長する。自然はすべてのものを生かしも殺しもできる。例えば水は、舟を浮かすことも転覆させることもできる。五臓に備わる正気が順調に循環していると人は健康だが、邪気を受けて当たってしまうと人は死ぬことが多い。

　病気の原因はさまざまだが、３つに大約できる。

　１つ目は、邪が経絡_{けいらく}から臓腑に入りこんで生じたもの。

　２つ目は、外の皮膚が冒され手足、九竅_{きゅうきょう}[3]、血脈に伝わり、これらが塞がって機能しなくなったもの。

　３つ目は、セックスのし過ぎ、刃物の傷、虫や動物による傷など。

　結局この３つだ。

　人は養生に努めて体に悪いことを慎んでいれば、邪が経絡を襲うことがないし、もしそうなっても、邪が腑・臓に伝わる前に医者が治せる。

　四肢にわずかでも滞りを感じたら、すぐに導引術（按摩）、吐納法（呼吸法）、鍼、灸、膏摩法（皮膚に軟膏を塗ってから擦る）などを行って、決して九竅を閉塞させてはいけない。

　さらに、生活習慣を守り、鳥獣・災害による負傷を避け、セックスをし過ぎて精気を消耗させないようにし、衣服と食生活を節制して、冷たいもの、熱いもの、苦いもの、酸っぱいもの、辛いもの、甘いものを摂り過ぎないようにし、体格が衰えないように維持できれば、病は決して腠理_{そうり}から入り込めない（腠：三焦が正気に出逢うところで、気血がここに注ぐ。理：掌・足底・指の皮膚臓腑の紋理）。

　ここでは病気の種類は３つに集約できることと、養生法について述べている。

---

[3] 眼・鼻・耳・口・外陰・肛門のこと。９つの穴のこと。前３者には「穴」が２つずつある。

前者はとてもだめだが、後者は現代にも通用する。ここまでで、未病を防ぐという東洋医学的なエッセンスが濃厚に提示されている。

第3条 問曰、病人有気色見於面部。願聞其説。
師曰、鼻頭色青、腹中痛。苦冷者死。鼻頭色微黒者、有水気。色黄者、胸上有寒。色白者、亡血也。設微赤非時者死。其目正円者痙、不治。又色青為痛。色黒為労。色赤為風。色黄者便難。色鮮明者有留飲。

（超意訳）
＜問＞
　病勢が顔色に表れるといいますが、どういうことでしょうか。
＜答＞
　鼻頭の色（註：脾の状態を表す）が青い場合（註：五行で肝の色）は、肝が脾を抑えているので腹が痛む。この場合、苦しがって体が冷たいものは死ぬ。
　鼻がわずかに黒い場合（註：五行で腎の色）は、腎が脾を抑え水気が溜まっているのだ。
　黄色い場合（註：五行で脾の色）は、脾の機能低下があり胸に冷えがある。
　白い場合は血を失っているのだ。
　時季に合わずわずかに赤い場合は、内部に寒が居て陽を追い出しているので、死ぬ。
　眼が円く開いたままの場合は、筋肉の引き攣れる痙病で、治らない。
　また、顔全体の色が青いのは痛みの存在を、黒いのは過労を、赤いのは風にやられたことを指し、黄色いものは便秘しているのだ。顔がテカテカとしている場合は、水が皮膚の下に溜まって停滞したまま動かないのだ。

　顔色のことをいっているので、望診の話である。現代医学ではあまりあてにならないので、参考にとどめる程度でじゅうぶんだろう。

JCOPY 498-06930

第4条　師日、病人語聲寂然、喜驚呼者、骨節間病。語聲暗暗然不徹者、心膈間病。語聲啾啾然細而長者、頭中病。

（超意訳）
　病人の言葉数が少なく、ときどき急に驚き叫ぶ場合は、関節の病だ（疼痛が走るのだろう）。
　声が低く不明瞭な場合は、心〜横隔膜の病だ（心肺機能低下により大きい声が出せないのだろう）。
　声がすすり泣くようでか細く長い場合は、頭中の病だ（大きい声を出すと頭に響いて痛むのだろう）。

　患者の発する声で病気の診断を行う、聞診例をあげている。なるほどそうかもしれないが、これだけで診断は無理、という程度だ。

第5条　師日、息搖肩者、心中堅。息引胸中上気者、咳。息張口短気者、肺痿唾沫。

（超意訳）
　息をするとき、肩を揺らすように胸式呼吸をする場合は、胸の中が堅くこわばっているのである。息を吸い込むべきときに逆に吐き出すのは、咳だ。息を吐くときに口をすぼめ、息切れがするのは、肺痿だ。痰を喀出する。

　本条と次条は現代でもよくみられる呼吸異常である。現在の気管支喘息やCOPDの症状に当たるだろう。これらを望診で見分ける例を次条であげている。

第6条　師日、吸而微数、其病在中焦、実也、当下之即癒。虚者不治。在上焦者、其吸促。在下焦者、其吸遠。此皆難治。呼吸動搖振振者、不治。

（超意訳）

浅呼吸で速い場合は、病が中焦にあり邪実なので、瀉下すれば治る。しかし気虚である場合は治らない。

病が上焦にある場合は、頻呼吸がみられる。

病が下焦にある場合は、緩呼吸がみられる。これらはいずれも難治である。呼吸のリズムが一定しない場合は、治らない。

第7条 師曰、寸口脈動者、因其王時而動。仮令肝王色青、四時各随其色。肝色青而反色白、非其時色脈。皆当病。

（超意訳）

寸脈が季節によって変化するのは、季節によって何の気が盛んになるかに応じた結果である。

もし肝の気が盛んであれば顔色は青くなる。脈と同じく季節に応じた顔色がある。肝の気は春に盛んになる。これを表す顔色は青だ。しかし顔が白い場合は、これは秋に盛んになる肺の色で、季節に相応しくないから、病的だ。

脈診の話だ。脈は季節によって変わり、季節に相応しい脈がある、季節に似つかわしくない脈の場合は病的ということだ。

顔色（望診）も季節に相応しい色があり、時季外れの色は病的ということだ。

いずれも五行説がベースにある。ここも現代医学ではあまりあてにならないので、参考にとどめる程度でじゅうぶんだろう。

第8条 問曰、有未至而至、有至而不至、有至而不去、有至而太過、何謂也。師曰、冬至之後、甲子夜半少陽起、少陽之時陽始生、天得温和。以未得甲子、天因温和、此為未至而至也。以得甲子而天未温和、此為至而不至也。以得甲子而天大寒不解、此為至而不去也。以得甲子而天温如盛夏五六月時、此

JCOPY 498-06930

為至而太過也。

（超意訳）

＜問＞

　「至っていないが至っている」、「至っているが至っていない」、「至っているがまだ去らない」、「至っているがもう過ぎている」というのは、どういう意味でしょうか。

＜答＞

　冬至[4]の後、甲子の日[5]の夜半に、少陽の気が起こり始める。少陽の時節になって陽が始めて生じるので、春になり温和になる。甲子の日よりも前にすでに気候が温和になっていれば、これは「（暦上は春が）至っていないが（気候的にはすでに春が）至っている」というのだ。

　甲子の日にまだ温かくなっていないのは、「（暦上は春が）至っているが（気候的にはまだ春が）至っていない」というのだ。

　甲子の日にまだ冬のように寒いというのは、「（暦上は春が）至っているが、その前の季節（冬）が去らない」というのだ。

　甲子の日にすでに5、6月の真夏のように暑いというのが、「（暦上は春が）至ったときには、その次の季節（夏）がもう来ている」というのだ。

　春なのにまだ冬らしかったり、すでに夏らしかったりする[6]、そういう気候不順は体調を崩しやすいということをいっているのだ。

第9条　師曰、病人脈浮者在前、其病在表。浮者在後、其病在裏、腰痛背強、

---

[4]「十干十二支」の数え方。十干（甲・乙・丙・丁・戊・己・庚・辛・壬・癸）、十二支（子・丑・寅・卯・辰・巳・午・未・申・酉・戌・亥）から1つずつ、順番に選んで組み合わせたのが干支である。甲子・乙丑・丙寅…辛酉・壬戌・癸亥と、計60通りになる。1日に1つの干支を当てると60日で一巡する。1年に1つの干支を当てると60年で一巡する（還暦）。

[5]冬至から数えて次の甲子の日は60日後である。

[6]暦よりも実際の季節が早く到来するのを「太過」、遅い場合を「不及」という。

不能行、必短気而極也。

（超意訳）
　患者の脈が浮で、寸口で触れる場合、病は表にある。
　脈が浮でも尺中で触れる場合、病は裏にあり、腰痛と背中の強ばりがあっ
て、必ずひどい息切れがする。

　脈診についての話である。
　寸脈が浮は太陽病のようなケースで、表証である。しかし尺脈が浮なのは、裏
証であるといいたいのだろう。腰背がこわばって痛むのであれば、腎がやられて
いて、「短気」するのは腎の納気作用の低下によるのだろうか。これも現代医学
ではあまりあてにならない。

第10条　問曰、経云、厥陽独行。何謂也。
師曰、此為有陽無陰。故称厥陽。

（超意訳）
＜問＞
　厥陽（けつよう）が単独でめぐる、とはどういうことでしょうか。
＜答＞
　これは、陽だけがあって陰が無い状態だ。だから「厥陽」と呼ぶのだ。

　ここでは陰が厥、つまり尽きてしまい、陽だけが残ってしまった場合をいって
いる。「厥陽」＝"孤独な陽"のことだ。ちょっと唐突な文章だ。次へ行こう。

第11条　問曰、寸脈沈大而滑、沈則為実、滑則為気、実気相搏、血気入
臓即死、入腑即癒、此為卒厥。何謂也。
師曰、唇口青、身冷、為入臓即死。如身和汗自出、為入腑則癒。

JCOPY 498-06930

（超意訳）

＜問＞

「患者の寸脈が沈大滑であれば、沈大＝陰の実、滑＝気の実なので、この状態は陰（血）も気もともに激しくぶつかり合い、邪が臓に入れば死に、腑に入れば治る、この患者は卒厥だ」。これはどういうことでしょうか。

＜答＞

唇が青く身体が冷たい場合は、寒邪が臓という深いところに入り込み、正気がこれを解除できていないので、やがて死ぬ。

全身状態を整えようとして汗が自然に出ている場合は、寒邪が腑にいて、気がこれと戦っていて浅いところで駆逐しようとしているので、やがて治る。

「卒厥（突然の昏倒）」の原因は、気血ともに旺盛すぎてバトルをするために邪実の度合いが増しているのである。バトルの場が内外どちらへ向かっているかは、望診（唇口青）、触診（身冷）、汗の様子（如身和汗自出）で判断できるという。

第12条 問曰、脈脱、入臓即死、入腑即癒。何謂也。
師曰、非為一病、百病皆然。譬如浸淫瘡、従口起流向四肢者、可治。従四肢流来入口者、不可治。病在外者可治、入裏者即死。

（超意訳）

＜問＞

脈が突如弱くなって、病が臓に入れば死に、腑に入れば癒えるといいますが、これはどういうことでしょうか。

＜答＞

脈脱だけでなく、すべての病気がそうだ。例えば浸淫瘡[7]（しんいんそう）という病気は、

---

[7] 湿疹で湿潤して痂皮を伴うもの。アトピー性皮膚炎という説があるが、方向と予後が関与するから筆者は帯状疱疹ではないかと思うが、よくわからない。

口→四肢へ向かうものは治せる。しかし四肢→口へ向かってくるものは治せない。

　病気は、外側にあるものは治せるが、内側へ入ってくるものは治せず、死に至る。

　病気の所在と進行方向について予後を述べている。浅在性のものは治りやすく、深在性のものは治せないという。また、遠ざかっていくものはタチがよく、逆に向かってくるのはタチが悪いという。ここも現在は必ずしもそうでもない。

第13条　問曰、陽病十八、何謂也。

師曰、頭痛、項、腰、脊、臂、脚掣痛。

陰病十八、何謂也。

師曰、咳、上気、喘、噦、咽、腸鳴、脹満、心痛、拘急。五臓病各有十八、合為九十病。人又有六微、微有十八病、合為一百八病。五労、七傷、六極、婦人三十六病、不在其中。清邪居上、濁邪居下、大邪中表、小邪中裏、槃飪之邪、従口入者、宿食也。五邪中人、各有法度。風中於前、寒中於暮。湿傷於下、霧傷於上。風令脈浮、寒令脈急。霧傷皮腠、湿流関節。食傷脾胃。極寒傷経、極熱傷絡。

（超意訳）

＜問＞

　陽病に18種類あるといいますが、どういうことでしょうか。

＜答＞

　それは、頭痛、項痛、腰痛、背部痛、腕の疼痛、脚の痙攣痛のことだ。

＜問＞

　では、陰病に18種類あるというのはどういうことでしょうか。

＜答＞

　それは、咳、呼吸促迫、喘息、呃逆、咽の痞え感、腹鳴、腹部脹満、胸痛、

JCOPY 498-06930

下腹部拘急のことだ。五臓には病がそれぞれ 18 ずつあり、合わせて 90 ある。人にはまた六腑があり、腑にも病がそれぞれ 18 ずつあるので、合わせて 108 である。以上の病には、五労、七傷、六極、婦人 36 病が含まれていない。

　清邪は体の上部にいて、濁邪は体の下部にいる。強い邪は表に襲い掛かり、弱い邪は裏に襲い掛かる。調理した穀物に起因する邪は、口から入って宿食となる。

　五邪が人を襲う場合、それぞれ襲いかたがある。風邪は朝に、寒邪は夕に襲う。湿邪は体の下部を、霧邪は体の上部を損傷する。風邪では脈が浮に、寒邪では急になる。霧邪は皮膚腠理を損傷し、湿邪は関節に流れ込む。食による邪は脾胃を損傷する。異常な寒さは経を、異常な熱は絡を、それぞれ損傷する。

病気にはいろいろな種類があるということをいっている。数が合わない点などあるが、ここも現代では役に立たないので、あまり深追いする必要はない。

第14条　問曰、病有、急当救裏救表者。何謂也。
師曰、病、医下之、続得下利、清穀不止、身体疼痛者、急当救裏。後身体疼痛、清便自調者、急当救表也。

（超意訳）
＜問＞
　病気をみて、急いで裏を救う<ruby>べ<rt>り</rt></ruby>きだとか表<ruby> <rt>ひょう</rt></ruby>を救うべきだとかいいますが、どういうことでしょうか。
＜答＞
　医者が病を瀉下させた[8]ところ、続いて下痢し、それが止まらず、身体が

---

[8]「医下之」は傷寒・金匱によく出てくるが、昔の医者はとにかくよく下法を好んで使ったようだ。

痛む場合は、裏がやられているので、急いで裏を救うべきだ。

　一方、瀉下後に身体は痛むが、便が正常な場合は、裏には問題が無いので、急いで表を救うべきなのだ。

　漢方では急を要する方から治療に着手する先急後緩（せんきゅうこうかん）という治療原則を説いている。ここは現代医学でも同じである。

第15条　夫病痼疾、加以卒病、当先治其卒病、後乃治其痼疾也。

（超意訳）

　慢性疾患がある場合に急性疾患にかかったら、まず急性疾患から治療を開始し、その後に慢性疾患の治療を行うべきである。

　こんどの治療原則は"先新後旧"である（こんな言葉はたぶんないと思う）が、先急後緩、先標後本と捉えてもよい。

　慢性疾患（痼疾）というのは、なかなか容易には治らない。治らないから慢性疾患なのだが。一方、急性疾患（卒病）は、そういうのに関係なくポンと起こった病気であるから、割り合い簡単に治しやすいというのだろうか。

第16条　師曰、五臓病各有得者癒。五臓病各有所悪、各随其所不喜者為病。病者素不応食而反暴思之、必発熱也。

（超意訳）

　五臓の病は、それぞれ適当な処置をすれば治る。不適切な処置をすると病は悪化してしまう。

　例えば、平素食欲のない患者が急に食欲旺盛になって暴食してしまった[9]場合、必ず発熱する。

JCOPY 498-06930

普通は、患者の食欲が出てきたというのは良い兆しだ。しかしこの患者は、脾胃が弱いと思われ、急激に食べるとオーバーフローを起こすのだ。

第17条　夫諸病在臓、欲攻之、当随其所得而攻之。如渇者与猪苓湯。余皆倣此。

（超意訳）
　どんな病気でも臓にあれば、治療しようとする際には病ごとに相応しい処置をすべきである。口渇がある患者には猪苓湯を与えるなど、他の病気もこのような感じで治療する。

以上、「臓腑経絡先後病脈証第1」について話してきたが、ここは総論に当たるところだ。「痙湿暍病脈証第2」以降は各論相当部分になる.

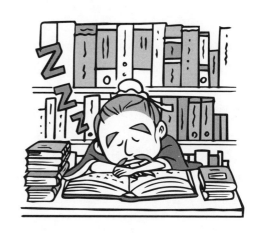

---

[9] 同じような事象として、傷寒論の厥陰病のところに出てくる「除中」という恐ろしい状態がある。こちらのほうが不気味である。何事も急に好転した場合には手放しでヌカ喜びしてはいけない。背後に何かがある可能性、凶証の可能性がある。

痙湿暍病脈証第2

本章では一部条文の順序を入れ替えて話を進める。

第1条　太陽病、発熱無汗、反悪寒者、名曰剛痙[10]。
第2条　太陽病、発熱汗出、而不悪寒、名曰柔痙。

（超意訳）
　第1条　太陽病で発熱があり、汗は出ないが悪寒がする場合、これを剛痙という。
　第2条　太陽病で発熱があり、汗が出るけれども悪寒はしない場合、これを柔痙という。

剛痙・柔痙はともかく、痙とは何だろう。詳しいことは書かれていない。これは傷寒論「弁湿暍病脈証第4」[11]の冒頭に次のように書かれている。

傷寒所致太陽、痙、湿、暍、三種宜應別論、以為与傷寒相似、故此見之。

つまり、「傷寒太陽病」と「痙・湿・暍の3種類の病気」とは違うものなので、本来は傷寒論以外で論じるべきだが、ともに臨床所見がよく似ているので、傷寒論でも痙・湿・暍について触れたといっている。

---

[10] 原文では「痙」は「痓」となっている。
[11] 傷寒論の解説で非常にしばしば省略される部分だ。

JCOPY 498-06930

第 3 条　太陽病、発熱、脈沈而細者、名日痙。為難治。

（超意訳）
　太陽病で、発熱があるが、脈が沈細である場合、これを痙という。難治である。

　痙の脈についての記載だ。傷寒論の太陽病はまず「脈浮」であったことを思い出そう。ここが決定的に違う点だ。

第 9 条　夫痙脈、按之緊如弦、直上下行。

（超意訳）
　痙病の脈は、押さえてみると弦のような緊脈で、ぴんと一直線上に触れる。
　痙病患者の脈が、今でいう弦脈だろうとわかる。第 3 条では「脈沈而細」とあったから、痙病の脈は沈弦細脈だ。「細」は津液が虚していることを指している。だから傷寒論のような汗法が適応にならないのだ。このことは、以下の条文にも書かれている。

第 4 条　太陽病、発汗太多、因致痙。

（超意訳）
　太陽病は発汗させて治すのが原則だが、やり過ぎると痙になる。

　発汗過剰になれば津液が減る。すると、普段は津液で養われている筋が、突然養われなくなってピクピク痙攣するようになるのだ。

第 5 条　夫風病、下之則痙。復発汗、必拘急。

　太陽病中風を、誤って下すと痙病になる。さらに発汗させると必ず拘急する。

　発汗と同じく、瀉下も過ぎれば津液は減っていくから、第4条と同様の症状をきたすのは当然だ。瀉下した上に発汗まで行えば、津液が完全に失われてしまい、痙がますますひどくなる。

第6条　瘡家、雖身疼痛、不可発汗、汗出則痙。

　皮膚に痂皮がある患者は発汗させてはいけない。痙病になってしまう。

　傷寒論には、有名な「淋家」「瘡家」「衄家」「亡血家」「汗家」は「不可発汗」とする一連の条文がある。その中にこれと同じ条文がある。
　瘡が常にあるということは、体液が皮膚から常に漏れているということである。これに発汗させれば、さらに津液が失われるから、やはり痙病になる。

第10条　痙病、有灸瘡、難治。

　痙病の患者の皮膚に灸の痕があれば、難治である。

　これは第6条から容易に想像が付くだろう。痂疲（瘡）がある＝普段から津液不足状態ということだ。

　　　　　　　　　　　　　　　　　　　　　　　　　　JCOPY　498-06930

第 7 条　病者、身熱足寒、頸項強急、悪寒、時頭熱、面赤目赤、独頭動揺、卒口噤、背反張者、痙病也。若発其汗者、寒湿相得、其表益虚、即悪寒甚、発其汗已、其脈如蛇。

（超意訳）
　体幹は熱いが足は寒く、頸から項がこわばり、悪寒がして、ときどき頭が熱くなり、顔面が赤く眼も充血し、頭だけが勝手に揺れ動き、急に口が開かなくなり、背中が反り張る場合は、痙病である。
　ここでもし発汗させれば、寒邪と湿邪とが一緒に侵攻してきて、表の気はますます不足して悪寒がひどくなる。発汗後なら、脈が蛇行しているのを触知できる。

　これが痙病の詳しい臨床症状である。たしかに太陽病、とくに傷寒に似ている。麻黄湯や葛根湯を投与したくなるが、よくみると牙関緊急らしき開口障害と後弓反張が出現している。これは破傷風の症状だろう。

第 8 条　暴腹脹大者、為欲解。脈如故、反伏弦者痙。

（超意訳）
　痙病の患者の腹が急に膨満してくる場合は、もうすぐ治る。しかし脈が平素と違って伏弦脈となっている場合は、痙病である。

　なぜ「暴腹脹大」が「解せんと欲す」だろう？　いろんな解釈があろうが、腹筋の痙攣が緩和され、腹壁が弛緩してきたのを表しているとみれば、どうだろう。

第 12 条　太陽病、其証備、身体強几几然、脈反沈遅、此為痙、栝楼桂枝湯主之。
【栝楼桂枝湯方】
かろう

栝楼根二両、桂枝三両、芍薬三両、甘草二両、生姜三両、大棗十二枚。右六味、以水九升、煮取三升、分温三服、取微汗、汗不出、食頃啜熱粥発之。

> （超意訳）
>
> 　太陽病証が備わった患者で、身体がこわばり、とくに頸〜肩がキンキンになっているけれども、脈はかえって沈遅である場合は、痙病である。治療には栝楼桂枝湯がよい。
>
> 【栝楼桂枝湯】
>
> 　栝楼根 2 両、桂枝 3 両、芍薬 3 両、甘草 2 両、生姜 3 両、大棗 12 個、以上 6 味を水 9 升に入れて、3 升になるまで煮込んだら、3 分割し、それぞれ温服する。じわっとにじむ程度に発汗させる。汗が出なければ、熱いお粥を短時間のうちに啜らせて、汗を出させる。

　これを読むと、「太陽病、其証備、身体強几几然…」だから、「ああ葛根湯だろうな」と思う人も多いだろう。ところが「反沈遅」と続くから、これは傷寒・中風ではない。葛根湯は脈浮だった。とするとこれは痙病である。

　こういうケースに栝楼桂枝湯（桂枝湯＋栝楼根）がよいというが、普通の太陽病中風証なら桂枝湯による発汗で対処すればよい。ここは痙病だから、前にも述べたようにベースに津液不足が存在し、発汗のみでは津液が失われてしまう。そこで清熱・生津作用のある栝楼根を足し、津液を温存するわけだ。

第13条　太陽病、無汗而小便反少、気上衝胸、口噤不得語、欲作剛痙、葛根湯主之。

【葛根湯方】

葛根四両、麻黄三両去節、桂枝二両去皮、芍薬二両、甘草二両炙、生姜三両切、大棗十二枚擘。右七味、咬咀、以水一斗、先煮麻黄葛根、減二升、去沫、内諸薬、煮取三升、去滓、温服一升、覆取微似汗、不須啜粥、余如桂枝湯法、将息及禁忌。

JCOPY 498-06930

（超意訳）
　太陽病で、汗が出ない割に尿が少なく、気が上って胸を衝き、開口できない場合は、剛痙になろうとしている。治療には葛根湯がよい。
【葛根湯】
　葛根 4 両、節を除いた麻黄 3 両、皮を除いた桂枝 2 両、芍薬 2 両、炙った甘草 2 両、生姜の切片 3 両、細断した大棗 12 個をよく砕いておく。1 斗の水に、まず葛根、麻黄を入れ、2 升が減るまで煮詰めたら、浮いた泡を取り除く。次いで残りの薬を入れ、3 升になるまで煮詰めたら、カスを除き、1 升を温服する。服薬後は、布団をかぶってじわりと発汗させ、しばらくして粥を飲ませる。あとは桂枝湯の用法に倣って養生する。禁忌も同様である。

　ここで初めて「剛痙」（第 1 条）の解説が登場した。剛痙の治療法は、太陽病傷寒証の処方・葛根湯だったというわけだ。一方、「柔痙」については不明のままだ。この後で登場するかといわれれば、しない。実は、

第 13 条　剛痙→葛根湯（＝太陽病傷寒証の処方）
第 12 条　柔痙→桂枝湯（＝太陽病中風証の処方）＋栝楼根

ということで、前条にすでに柔痙の内容およびその治療法が登場していたのだ。
　これまでで、剛痙、柔痙の「剛・柔」がわかっただろう。筋肉キンキン程度で止まるのが「柔」、牙関緊急でガチガチになるのが「剛」というわけだ。

第 14 条　痙為病、胸満口噤、臥不著席、脚攣急、必齘歯、可与大承気湯。
【大承気湯方】
大黄四両酒洗、厚朴半斤炙去皮、枳実五枚炙、芒硝三合。右四味、以水一斗、先煮二物、取五升、去滓、内大黄、煮取二升、去滓、内芒硝、更上火、微一二沸、分温再服、得下止服。

（超意訳）
　剛痙にかかり、胸が充満して苦しくなり、開口できず、椅子に座れず横たわったままで、脚が痙攣し、歯を食いしばっている場合には、大承気湯がよい。

【大承気湯】
　酒で洗った大黄４両、炙って皮を除いた厚朴半斤、炙った枳実５個、芒硝３合を用意する。まず１斗の水に厚朴・枳実を入れて煮る。５升になるまで煮詰めたら、カスを除いて大黄を入れ、２升になるまで煮詰めたら、カスを除いて芒硝を入れ、更に火にかけ１〜２回さっと沸騰させたら、２分割し、それぞれ温服する。便が出たら服用を終了する。

　ここには痙としか書いていないが、剛痙とする説もあり、私もそれが正しいと思うので、上のように訳した。
　剛痙だが、悪寒はないので表証は去ったと考える。そこに胸満（多くの条文では腹満）がしているので、これは下してよい。さらに、痙では陰が不足しているので、陰を守るために邪を早く追い出す。だからやはり瀉下するのがよい。

第15条　太陽病、関節疼痛而煩 [12]、脈沈而細者、此名湿痺。湿痺之候、小便不利、大便反快、但当利其小便。

（超意訳）
　太陽病で、関節に疼痛と熱感があり、脈は沈細であるものは湿痺という。湿痺の症候は、尿が出にくく逆に便は出やすい。治療は利尿をかけるだけでよい。

[12] 煩を「ざわざわとする胸苦しさ」とすることも多いが、それは「煩躁」であり、単なる「煩」はもっと狭い意味で用いることもある。

　ここから湿の話に入る。太陽病で関節疼痛といえば傷寒だから麻黄湯がよい、というのが漢方（傷寒論）に慣れた人の思考だろう。しかしここでは太陽傷寒のように脈浮緊ではなく、脈沈細とある。あれっ？　となる。

　湿痺[13] とは、湿邪が表に取りついて起こる関節の可動性制限と疼痛である。

　湿痺で尿が出ないので、尿から湿を捨てると治る。非常にシンプルな手法を提示している。具体的な処方は書かれていないが、これ以降に出てくる。

第16条　湿家之為病、一身尽疼、発熱、身色如熏黄也。

（超意訳）
　ふだん湿病体質の人がいよいよ湿病になると、体中が痛み、発熱があり、皮膚がくすんだ黄色になる。

　湿家というのは、傷寒論の「淋家」「瘡家」「汗家」と同じく、そういうのを普段からもっている人である。「勉強家」「倹約家」などの「家」と同じだ。

　熏黄（雄黄）は有毒物質の亜ヒ酸（As_2O_3）である。黄色い皮膚といえば、黄疸だろう。湿＋熱が全身に回ってしまっているのだ。湿はしばしば熱を封じ込める。

第17条　湿家、其人但頭汗出、背強、欲得被覆向火。若下[14]之早則噦。或胸満小便不利、舌上如胎者、以丹田有熱、胸上有寒。渇欲得飲而不能飲、則口燥煩也。

（超意訳）

---

[13] 痺（痹）は「麻痺」の「痺」で、「思うように動かせない」状態。湿が原因の場合は湿痺、血が原因の場合は血痺、寒さが原因の場合は寒痺などという。
[14] 下法には排便だけでなく利尿も含まれる。ここでは後者と考えた。

湿病体質の人が湿病になると、頭にだけ汗をかき、背中はこわばり、寒いので重ね着をして火に向かって体を温めようとする。
　　この患者に利尿をかけるのが早すぎると、しゃっくりが出る。
　　あるいは胸が重苦しくなり、尿が出ず、舌苔が付く場合は、丹田に熱があり、胸の上に寒がある。口渇して何か飲みたいと思っても、飲むことができず、ますます口が渇いて胸がザワザワと苦しくなる。

　湿病体質の人にさらに外から湿がきて、体内の陽気が押し込められ、寒がりとなる一方で、陽気は上へ向かい頭に汗をかく。上熱下寒の状態になっている。
　ここに利尿をかけるのが早すぎると、上寒下熱の状態になるという。利尿は下寒を追い出すが、熱（陽気）も引きずり下ろすわけだ。胸には湿が居るために、口が渇いて水を飲んでも胸に痞えてしまうために体中に行き渡らず、さらにのどが乾くのである。

第18条　湿家下之、額上汗出、微喘、小便利者死。若下利不止者亦死。

（超意訳）
　　湿病体質の人が湿病にかかり、利尿をかけたとき、額に汗をかいてわずかに喘鳴がし、尿が止まらないものは死亡する。下痢が止まらなくなるものも死亡する。

　湿病には第15条のように利尿をかけるのがよい。しかし本条のように、利尿によって陽気も体外へ排出されてしまうと、陰が制御を受けなくなり、尿が止まらないばかりか下痢も始まる。これで津液も一気に失われる。陰陽ともに失い、残り僅かな陽が上へ集まった様子が「額上汗出、微喘」である。非常に危険な状態だ。

JCOPY 498-06930

第 19 条　風湿相搏、一身尽疼痛、法当汗出而解、値天陰雨不止、医云、此可発汗。汗之病不癒者、何也。蓋発其汗、汗大出者、但風気去、湿気在、是故不癒也。若治風湿者、発其汗、但微微似欲出汗者、風湿倶去也。

> （超意訳）
> 　風邪と湿邪とが同時に襲ってきて、全身に疼痛が起こった場合、発汗で治すのが原則である。悪天候で雨が降っているときは湿邪が蔓延しているのに、医者はそれでも発汗してよいという。しかし、発汗をかけても病は治らないのは何故か。
> 　発汗で患者が一気に大汗をかいてしまったら、風邪だけが去り湿邪は残ってしまうので、病気が治らないのだ。風邪と湿邪とを一緒に治そうと思うなら、ゆっくりと少しずつ発汗させればよい。すると風邪と湿邪は一緒に去ってゆく。

　風邪は去りやすく、湿邪はべっとりと粘着して去りにくい。だから、ともに表を襲った場合、瞬時にどさっと汗が出るような方法では治せないのが当然で、じっくりと湿に対峙し、じわじわと押し出すような発汗がよいという。

第 20 条　湿家、病身疼発熱、面黄而喘、頭痛鼻塞而煩、其脈大、自能飲食、腹中和無病、病在頭中寒湿、故鼻塞、内薬鼻中則癒。

> （超意訳）
> 　湿病体質の人が湿病にかかり、全身が痛み発熱し、顔が黄色くなって喘鳴がし、頭痛と鼻閉が起こって熱感があり、脈は大で、飲食は平素通りで胃腸は病んでいない。こういう場合は、寒湿病は頭の中にあり、このため鼻閉が起こる。薬を鼻中に入れれば治癒する。

　訳のとおりである。大脈という点が湿痺と異なる。湿痺では脈は沈細だった（第 15 条）。この患者の場合は、首から下は正常というか健康そのものだ。

第21条 湿家、身煩疼、可与麻黄加朮湯、発其汗為宜、慎不可以火攻之。
【麻黄加朮湯方】
麻黄三両去節、桂枝二両去皮、甘草二両炙、杏仁七十個去皮尖、白朮四両。
右五味、以水九升、先煮麻黄、減二升、去上沫、内諸薬、煮取二升半、去滓、
温服八合、覆取微似汗。

（超意訳）
　湿病体質の人が湿を病み、全身が痛む場合、麻黄加朮湯がよい。汗を出さ
せるのがよいが、暖房で温めて強制発汗させてはいけない。
【麻黄加朮湯】
　節を除いた麻黄3両、皮を除いた桂枝2両、炙甘草2両、皮と尖端部分
を除いた杏仁70個、白朮4両を用意する。まず麻黄を水9升に入れて、7
升になるまで煮詰めたら、浮いた泡を除いて残りの薬を入れ、2升半になる
まで煮詰めたら、カスを除く。8合を温服し、布団をかぶってじわっと発汗
させること。

　全身に充満する湿を去るには、第19条の原則通り発汗を徐々にかける。徐々
にだから、麻黄湯でスパっと発汗させるのはよろしくないので、本条では薬量も
麻黄湯原法より少なめにし、そこへ白朮を加えているのだろう。白朮は湿を尿へ
と送るのだという説もあるが、その作用は弱いと私は思う。
　麻黄湯で身体を温めて発汗させるのだが、では温めればよいのかといって暖房
で温めると、熱が強すぎて、熱邪を体内に招き入れることになってしまう。

第22条 病者一身尽疼、発熱、日晡所劇者、名風湿。此病傷於汗出当風、
或久傷取冷所致也。可与麻黄杏仁薏苡甘草湯。
【麻黄杏仁薏苡甘草湯方】
麻黄去節半両湯泡、甘草一両炙、薏苡仁半両、杏仁十個去皮尖炒。右剉麻
豆大、毎服四銭七、水盞半、煮八分、去滓、温服、有微汗、避風。

JCOPY 498-06930

（超意訳）

　湿病体質の人が病気になり、全身があちこち激しく痛んで熱があり、夕方になると症状が激しくなる場合、これは風湿病である。発汗後に風に当たったり、長時間寒いところにいたりしたために発症する。麻黄杏仁薏苡甘草湯（麻杏薏甘湯）がよい。

【麻黄杏仁薏苡甘草湯】

　節を除き茹でて泡を除いた麻黄半両、炙甘草 1 両、薏苡仁半両、皮と尖端部分を除いて炒った杏仁 10 個。これらを麻子仁の大きさ（2〜3 mm）に刻んでおき、1 回分あたり 4 銭匕 [15] を、盃に半分の水で 8 分になるまで煮て、カスを除き、温服し、じわっと発汗させる。風に当たらないようにする。

　今度は風＋湿を同時に感受したケースである。湿家が、暑い戸外で汗をかいて帰ってきて、エアコンで冷たい風に当たるということはよくある。また、「暑いんだから、外に出たくない」といって、ずっとエアコンの利いた部屋にいるということもよくある。これらが風湿の元凶だ。風＋寒によって表は塞がり、熱や湿が閉じ込められる。すると、ただでさえ体が熱をもってくる夕方には、この湿＋熱の起こす症状が激しくなり、全身疼痛＋発熱が最強になってしまう。

　こういう症状には、前条のように麻黄加朮湯で解表＋微発汗させるとよさそうなのだが、ここでは桂枝と白朮の代わりに薏苡仁が入っている。薏苡仁も去湿薬だが、薏苡仁である必然性はわからない。

　レシピも、今までの処方は一度にまとめて作るような指示が多かったが、ここでは 1 回分あたりの指示になっていて、しかも用いる生薬も少なめで、ちょっと雰囲気が違う。全体に麻黄加朮湯よりも「軽め」の処方である。

第 23 条　風湿脈浮、身重、汗出悪風者、防已黄耆湯主之。

【防已黄耆湯方】

---

[15] 穴の開いた硬貨を計量に用いたらしい。その穴に摺り切り一杯で「1 銭匕」である。

防已一両、甘草半両炒、白朮七銭半、黄耆一両一分去芦。右剉麻豆大、毎抄五銭ヒ、生姜四片、大棗一枚、水盞半、煎八分、去滓、温服。良久再服。喘者、加麻黄半両。胃中不和者、加芍薬三分。気上衝者、加桂枝三分。下有陳寒者、加細辛三分。服後当如虫行皮中。従腰下如氷、後坐被上、又以一被繞腰以下、温令微汗、差。

（超意訳）
　風湿病になって、浮脈で、身が重たく感じ、汗をかいて寒気がする場合は、防已黄耆湯がよい。

【防已黄耆湯】
　防已1両、炙甘草半両、白朮7銭半、毛根を除いた黄耆1両1分、これらを2〜3mmの大きさに刻んだものを1回あたり5銭ヒ用意する。これと生姜4片、大棗1個を盃半分の水に入れて、8分になるまで煮て、カスを除いて温服し、調子がよければ時間を空けてもう一度服用する。
　喘鳴があれば麻黄半両を加える。胃内が落ち着かなければ芍薬3分を加える。気が衝き上げるならば桂枝3分を加える。下半身にずっと冷えがあれば細辛3分を加える。服用後、皮下を虫が這うような感じがする。腰以下が氷のように冷たい場合は、座布団に座るか、毛布を被って少し発汗させれば治る。

　この条文は短いが、「脈浮、身重、汗出悪風者」とくれば「桂枝湯主之」かな、と一瞬思ってしまう。しかしこの場合は、風寒邪による中風ではない。風湿病だ。
　「無汗」であればまだ発汗できる。しかしすでに汗が出ているので、湿は尿から捨てるべきである。湿は動きが鈍いため、サッと捨てるわけにはいかず、第19条でみたようにゆっくりと移動させていく。黄耆は利水消腫・固表止汗作用をもつから、この場合まことに都合がよい生薬だ。このときに皮下を虫が這うような感じで、湿が動いていくのだろう。
　全身にたまっていた湿が下半身へ集まってくると（膀胱はもうすぐなのだが！）、当然そこが冷えやすくなる。本条では、いろいろと温めながら湿を移動させる方法を提示している。

JCOPY 498-06930

　さて、防已黄耆湯には利水の白朮がすでに入っているが、なぜ防已を用いるのだろうか。第 22 条でも突然薏苡仁が出てきたが、第 23 条でも必然性はあまりなさそうだ。いろんなところから処方を集めたらこうなるのだろう。ちなみに、本条も前条と同じく、生薬を細かく刻んでおいて、ちょこちょこと用いている。

第 24 条　傷寒八九日、風湿相搏、身体疼煩、不能自転側、不嘔不渇、脈浮虚而濇者、桂枝附子湯主之。若大便堅、小便自利者、去桂加白朮湯主之。
【桂枝附子湯方】
桂枝四両去皮、生姜三両切、附子三枚炮去皮破八片、甘草二両炙、大棗十二枚擘。右五味、以水六升、煮取二升、去滓、分温三服。
【白朮附子湯方 [16]】
白朮二両、附子一枚半炮去皮、甘草一両炙、生姜一両半切、大棗六枚。右五味、以水三升、煮取一升、去滓、分温三服。一服覚身痺、半日許再服、三服都尽、其人如冒状、勿怪、即是朮附並走皮中、逐水気、未得除故耳。

　(超意訳)
　傷寒にかかり 8〜9 日が経ち、風湿に一緒に襲われると、身体は痛んでほてり、寝返りが打てず、嘔気も口渇もなく、脈は浮虚 濇 の場合は、桂枝附子湯がよい。
　大便が硬く尿は逆にどんどん出る場合は、桂枝附子湯去桂加白朮湯がよい。
【桂枝附子湯】
　皮を除いた桂枝 4 両、生姜の切片 3 両、皮を除き 8 つに割いた炮附子 3 個分、炙甘草 2 両、細断した大棗 12 個分を水 6 升に入れ、2 升になるまで煮てカスを除き、3 分割し、温服する。
【白朮附子湯】
　白朮 2 両、去皮した炮附子 1 個半、炙甘草 1 両、生姜の切片 1 両半、大棗 6 個を水 3 升に入れ、1 升になるまで煮てカスを除き、3 分割し、温服す

---

[16] 去桂加白朮湯と同じ内容である。ただし方意は「桂枝附子湯去桂加白朮湯」である。

る。
　一服して体が痺れ、半日ほど経ってから2回目を服用する。3回とも服用
し終えて、患者がぼうっとしていても心配は要らない。白朮と附子が一緒に
皮下を巡って湿を追い出そうとしているのが、まだ完遂していないだけである。

　風・湿を追い出す方法は緩徐な発汗＋利尿であった。
　本条では、未解決の傷寒が表にある（脈浮）が、虚濇脈であるから、陽気はす
でに不足している。したがって、治療には桂枝湯＋白朮＋附子が本来適当だろう
が、「桂枝附子湯主之」とある。白朮も芍薬もないが、芍薬は発汗の邪魔だし、
白朮は、本条の患者に嘔気も口渇もない（不嘔不渇）から要らない。
　桂枝附子湯を服用後も、水が尿に奪われてしまい、湿がまだ表に残っている場
合は、桂枝を抜き白朮を加えて、附子と白朮のペアで湿を駆逐するのだ。

第25条　風湿相搏、骨節疼煩、掣痛不得屈伸、近之則痛劇、汗出短気、
小便不利、悪風不欲去衣、或身微腫者、甘草附子湯主之。
【甘草附子湯方】
炙甘草二両、附子二枚炮去皮、白朮二両、桂枝四両去皮。右四味、以水六升、
煮取三升、去滓、温服一升、日三服。初服得微汗則解、能食。汗出復煩者、
服五合。恐一升多者、服六七合為妙。

（超意訳）
　風・湿に一緒に襲われて、関節に疼痛と熱感があり、引き攣れるような痛
みで屈伸できず、患部に触れると痛みが激しくなり、汗が出て息切れがして、
尿が出にくく、風に当たると寒気がして服を脱ぎたくない、あるいは軽度の
全身浮腫がある場合には、甘草附子湯を投与するのがよい。
【甘草附子湯】
　炙甘草2両、去皮した炮附子2個分、白朮2両、皮を除いた桂枝4両を
水6升に入れて3升になるまで煮て、カスを除き、1回1升を1日3回温

JCOPY 498-06930

服する。

　初回服用後、微かに汗が出れば治り、食欲が出る。発汗後にまた熱感が出てきた場合は、5 合を服用する。「1 升は多すぎる」という場合は、6〜7 合に止めておく。

　甘草附子湯は、桂枝・炙甘草・炮附子・白朮からなる。桂枝＋甘草と附子＋白朮に分けて考えられるだろう。桂枝＋甘草＝桂枝甘草湯で、傷寒論にある。

《傷寒論弁太陽病脈証并治》発汗過多、其人叉手自冒心、心下悸、欲得按者、桂枝甘草湯主之。
【桂枝甘草湯方】
桂枝四両去皮、甘草二両炙。右二味、以水三升、煮取一升、去滓、頓服。

　過剰発汗で心陽が失われた結果、傷寒論では動悸が、金匱（本条）では息切れがしている。これには桂枝甘草湯がよい。さらに金匱では、附子・白朮は、第 23 条、第 24 条にもあったように水湿を駆逐する。浮腫はこれで取れる。

第 26 条　太陽中暍、発熱悪寒、身重而疼痛、其脈弦細芤遅。小便已、洒洒然毛聳、手足逆冷、小有労、身即熱、口前開板歯燥。若発其汗、則其悪寒甚。加温鍼則発熱甚。数下之則淋甚。

（超意訳）
　太陽が暑邪に襲われると、発熱と悪寒がし、全身が重たくて痛み、脈は弦・細・芤・遅である。排尿後、ゾクゾクと寒気がして鳥肌が立ち、手足が末端から冷え、ちょっと動いただけで疲れ、身体は熱く、前歯が乾燥する。ここで発汗させると悪寒が悪化する。温鍼すれば発熱が悪化する。利尿させれば止まらなくなる。

ここから暍についての話になる。

暍というのは暑さにやられることで、いまでいう熱射病や夏バテであろう。「身重而疼痛」は、湿邪が併存していることを示す。夏は多湿だ。

脈は難しいが、弦・細・芤・遅だから、陽も陰も不足しているようだ。

発汗・温鍼・利尿はいずれもダメだという。ではどうすればよいのだろう。

第27条　太陽中熱者、暍是也、汗出悪寒、身熱而渇、白虎加人参湯主之。
【白虎人参湯方】
知母六両、石膏一斤砕、甘草二両、粳米六合、人参三両。右五味、以水一斗、煮米熟、湯成、去滓、温服一升、日三服。

> （超意訳）
> 　太陽が熱に襲われたものが、暍であり、汗が出て悪寒がし、全身に熱があって口渇がする。白虎加人参湯がよい。
> 【白虎人参湯】
> 　知母6両、砕いた石膏1斤、甘草2両、粳米6合、人参3両を水1斗に入れて煮て、米が粥状になったら出来上がりである。カスを除き、1回1升を1日3回温服する。

前条の答えである。白虎加人参湯（レシピ名は「白虎人参湯」になっている）である。知母・石膏で熱を冷ます。また人参・粳米で津液を生み、陰を補填する。

第28条　太陽中暍、身熱疼重、而脈微弱、此以夏月傷冷水、水行皮中所致也。一物瓜蒂湯主之。
【一物瓜蒂湯方】
瓜蒂二十個。右剉、以水一升、煮取五合、去滓、頓服。

> （超意訳）

JCOPY 498-06930

　太陽が暍に襲われ、全身が熱く疼いて重たく、脈が微弱なのは、冷たいところに居過ぎたり水をガブ飲みしたり浴びたりした結果、水が皮下を巡っているのである。一物瓜蔕湯を投与するのがよい。

【一物瓜蔕湯】

　瓜蔕 20 個を細かく刻み、水 1 升に入れて 5 合になるまで煮て、カスを除き、頓服する。

　暍になると、冷房の効いた部屋で冷たい物を飲みたい。すると今度は、それらが翻って身体を傷める。熱の発散に必要な汗が出なくなり、その熱と、過剰になった水分が皮下に溜まる。これはどうすれば治るか。白虎加人参湯で清熱するか？　あるいはまた発汗？　利尿？

　催吐薬の瓜蔕（ウリのヘタ）は、ここでは苦いので心に入り、湿熱を除去するので、これで清熱去湿を狙っているのだ。

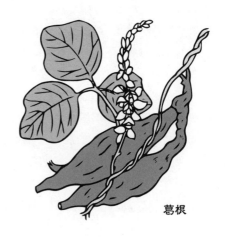

葛根

百合狐惑陰陽毒病証治第 3

第 1 条　論曰、百合病者、百脈一宗、悉致其病也。意欲食、復不能食、常黙黙、欲臥不能臥、欲行不能行、飲食或有美時、或有不用聞食臭時、如寒無寒、如熱無熱、口苦、小便赤、諸薬不能治、得薬則劇吐利、如有神霊者、身形如和、其脈微数。毎溺時頭痛者、六十日乃癒。若溺時頭不痛淅然者、四十日癒。若溺快然、但頭眩者、二十日癒。其証或未病而預見、或病四五日而出、或病二十日、或一月微見者、各随証治之。

> **（超意訳）**
> 　百合病というのは、種々のものが悉く原因となって起こる病気である。
> 　食べたいと思っても食べられない。ずっと黙ったまま。横になろうとしてもなれない。歩こうと思っても歩けない。飲食物が美味しいと思うときもあれば、臭いだけでも嫌だというときもある。寒いようで寒くなく、熱があるようで熱がない。口が苦くて尿は赤い。どんな薬も治せず、薬を口にするや激しく吐いたり下痢したりする。神霊が憑りついたようになるかと思えば、外見はいつも通りで落ち着いていることもある。脈は微数である。
> 　尿をするたびに頭痛がする場合は 60 日で治る。尿をしても頭痛はないがゾクッと寒気がする場合は 40 日で治る。尿をしてもシャキッとしていてめまいだけがする場合は 20 日で治る。
> 　発病後に現れる症状があれば、発病前に症状だけが現れることもあり、症状が 4〜5 日で出ることもあれば、20 日〜1 カ月経ってようやくわずかに現れることもある。それぞれ証にしたがって治療すること。

JCOPY 498-06930

百合病とはなにか。何とも取りつく島のない「病」だ。そもそも「百脈一宗」が何のことだかサッパリわからない。「すべて[17]の脈が1つに合流する肺の病気[18]だ」とか何だとか、諸説あるのだけれども、百合病自体の理解に何ら関係がなさそうなので、一旦放置（！）する。

よくわからない症状がいろいろと書いてあるが、「口苦」「小便赤」「脈微数」だけは共通だ。熱証であることはわかる。とりあえず次へ行こう。

第2条　百合病、発汗後者、百合知母湯主之。
【百合知母湯方】
百合七枚擘、知母三両切。右先以水洗百合、漬一宿、当白沫出、去其水、更以泉水二升、煎取一升、去滓、別以泉水[19]二升、煎知母、取一升、去滓、後合和、煎取一升五合、分温再服。

（超意訳）
　　百合病を発汗させても治らない場合は、百合知母湯がよい。

【百合知母湯】
　　細断した百合7個、知母の切片3両を用意する。まず百合を水で洗い一晩水に浸けておく。白い泡が出たら水を捨て、更に水2升を加え、1升になるまで煎じ、カスを除く。別に知母を水2升で1升になるまで煎じ、カスを除く。これらを混ぜて1升5合になるまで煎じ、2分割し、温服する。

発汗後は津液を失っている。百合・知母はともに清熱潤燥薬であり、百合病はよくわからないけれども熱証だから、とりあえずこれでよいのだろう。

---

[17] 百＝すべて。
[18] 『素問』に『肺は百脈を朝す』とあるため。
[19] 昔は水にもいろいろ用途があった。泉水にはとくに清熱作用があるとされている。本書では以後、とくに必要がない場合はすべて「水」とだけ意訳する。

第3条　百合病、下之後者、滑石代赭湯主之。

【滑石代赭湯方】

百合七枚擘、滑石三両砕綿裹、代赭石如弾丸大一枚砕綿裹。右先以水洗百合、
漬一宿、当白沫出、去其水、更以泉水二升、煎取一升、去滓、別以泉水二升、
煎滑石代赭、取一升、去滓、後合和、重煎取一升五合、分温服。

（超意訳）
　　百合病を瀉下させた後、まだ治らないものには、滑石代赭湯がよい。

【滑石代赭湯】
　　細断した百合7個、砕いて綿で包んだ滑石3両、弾丸の大きさの代赭石
1個を砕いて綿で包んだものを用意する。まず百合を水で洗い一晩水に浸け
ておく。白い泡が出たら水を捨て、更に水2升を加え、1升になるまで煎じ、
カスを除く。別に滑石と代赭石を水2升で1升になるまで煎じ、カスを除く。
これらを混ぜて、1升5合になるまでもう一度煎じ、2分割し、温服する。

　　瀉下後も津液を喪失しているが、下痢が続くと尿は出なくなり、胃も乾いてし
まってしゃっくり（噦）が起こる。だから百合（清熱潤燥）に、滑石（利水滲湿・
清熱止渇）を加えて津液を生んで尿そのものを作り、また下痢で出ていく水を尿
へ誘導し、代赭石（収斂補血）で噦を止めている。

第4条　百合病、吐之後者、用後方主之。

【百合鶏子湯方】

百合七枚擘、鶏子黄一枚。右先以水洗百合、漬一宿、当白沫出、去其水、
更以泉水二升、煎取一升、去滓、内鶏子黄、撹均煎五分、温服。

（超意訳）
　　百合病を吐かせた後、まだ治らないものには、次の処方がよい。

【百合鶏子湯】
　　細断した百合7個、鶏卵黄1個を用意する。まず百合を水で洗い一晩水

JCOPY 498-06930

に浸けておく。白い泡が出たら水を捨て、更に水 2 升を加え、1 升になるま
で煎じ、カスを除く。卵黄を入れて攪拌し、5 分になるまで煮たら、これを
温服する。

汗、下、ときたら今度は吐だ。これも津液を喪失している。

　卵黄には補陰養血・清熱作用がある。第 2～4 条は、百合病をいろいろと治療
してみてすべて外れた後の処置を述べている。

第 5 条　百合病、不経吐下発汗、病形如初者、百合地黄湯主之。
【百合地黄湯方】
百合七枚擘、生地黄汁一升。右以水洗百合、漬一宿、当白沫出、去其水、
更以泉水二升、煎取一升、去滓、内地黄汁、煎取一升五合、分温再服。中
病勿更服、大便当如漆。

（超意訳）
　百合病に汗・吐・下のいずれもかけず、症状が当初と全く変わりがないも
のには、百合地黄湯がよい。
【百合地黄湯】
　細断した百合 7 個、生地黄の絞り汁 1 升を用意する。まず百合を水で洗
い一晩水に浸けておく。白い泡が出たら水を捨て、更に水 2 升を加え、1 升
になるまで煎じ、カスを除く。地黄の絞り汁を入れて 1 升 5 合になるまで
煎じ、2 分割し、温服する。薬が的中すれば 2 回目は服用しないこと。服用
すれば真っ黒な血便が出る。

　こんどは汗・吐・下していないから、津液喪失はない。つまり百合地黄湯こそ
が百合病の正規の治療法だということだ。何だ、最初からこれで行けばいいの
か！
　なお、百合は清熱潤燥薬で、生地黄には清熱涼血作用があるから、百合病は陰

虚血熱証だということが逆にわかる。

　「大便当如漆」は、「漆は赤。出血しているのだ」という人もいる。私は「生地黄で冷ましすぎた血が、瘀血になって下っている」と考えるが、さて？

第6条　百合病、一月不解、変成渇者、百合洗方主之。
【百合洗方】
右以百合一升、以水一斗、漬之一宿、以洗身。洗已食煮餅。勿以塩鼓也。

> （超意訳）
> 　百合病が一月経っても治らず、口渇がするようになった場合は、百合洗がよい。
> 【百合洗】
> 　百合1升を一晩水に浸けておく。この水で体を洗い、洗い終えたら餅を煮て食べること。塩味の豆鼓を食べてはいけない。

　今度は、清熱潤燥薬の百合を内服するのではなくて、外用する。そのほうがより強力なのだろうか…？　何とも不明である。

　餅はモチゴメだから陰を生む。なるほどよさそうだ。塩味は腎を補うが、喉が余計に渇くからたしかにダメだ。

第7条　百合病、渇不差者、栝楼牡蛎散主之。
【栝楼牡蛎散方】
栝楼根、牡蛎熬、等分。右為細末、飲服方寸匕、日三服。

> （超意訳）
> 　百合病で、口渇が治らないものには、栝楼牡蛎散がよい。
> 【栝楼牡蛎散】
> 　栝楼根と、同量の炒った牡蛎を、合わせて粉末にし、1回方寸匕 [20] 1杯を

JCOPY 498-06930

1 日 3 回服用する。

　前条を引き継いで、それでも口渇が続く場合には、栝楼牡蛎散を服用させよという。栝楼根で生津止渇させ、牡蛎はここでは収斂固渋を狙っている。

第 8 条　百合病、変発熱者、百合滑石散主之。
【百合滑石散方】
百合一両炙、滑石三両。右為散、飲服方寸匕、日三服。当微利者止服、熱則除。

　（超意訳）
　　百合病で、熱が出てきたものには、百合滑石散がよい。
　【百合滑石散】
　　炙った百合 1 両、滑石 3 両を粉末にし、1 回方寸匕 1 杯を 1 日 3 回服用する。少しでも尿が出るようになれば、熱はもう除かれているから、それ以上服用しない。

　熱がない百合病で熱が出てきたとなれば、陰虚が激しくなり虚熱が旺盛になってきたと考える。そこで百合滑石散で冷ます。熱が取れ、陰が生じれば尿が出る。

第 9 条　百合病、見於陰者、以陽法救之。見於陽者、以陰法救之。見陽攻陰、復発其汗、此為逆。見陰攻陽、乃復下之、此亦為逆。

　（超意訳）
　　百合病で陰証が現れるものは、補陽法で救うのが正しい。陽証が現れるも

---

[20] 傷寒論にもよく出てくるが、1 辺が 1 寸の"四角いスプーン"である。

のは補陰で救うのが正しい。陽証の陰を攻めたり発汗をかけたりするのは間違いである。陰証の陽を攻めたり瀉下をかけたりするのも間違いである。

　これまでの話で、百合病とは「陰虚血熱証」を呈するいろいろな病気であった。基本は陰虚だ。そして治療は、百合地黄湯を中心に補陰をメインとした間接的な清熱がオーソドックスであった。

　以上で百合病の話はおしまい。

第10条　狐惑[21]之為病、状如傷寒、黙黙欲眠、目不得閉、臥起不安。蝕於喉為惑、蝕於陰為狐。不欲飲食、悪聞食臭、其面目乍赤乍黒乍白、蝕於上部則声喝、甘草瀉心湯主之。
【甘草瀉心湯方】
甘草四両、黄芩、人参、乾姜各三両、黄連一両、大棗十二枚、半夏半升。
右七味、水一斗、煮取六升、去滓再煎、温服一升、日三服。

（超意訳）
　狐惑病というのは、傷寒のようにみえて、黙って眠ろうとしても眠れず、寝ていても起きていても精神不安がある。このうち喉を蝕むものを惑といい、陰部を蝕むものを狐という。
　飲食したがらず、その臭いをも嫌がり、顔面は赤・黒・白と一定せず、身体上部が蝕まれて声が枯れてガーガーいう場合は、甘草瀉心湯がよい。
【甘草瀉心湯】
　甘草4両、黄芩、人参、乾姜各3両、黄連1両、大棗12個、半夏半升を1斗の水に入れて6升になるまで煮詰め、カスを除いて再び煎じ、1回1升を1日3回温服する。

---

[21] 狐は疑いを抱くこと、惑は精神が乱れて定まらないことで、狐惑病は湿熱毒邪の阻滞によって、疑い深くなり正気を失う病証（中医基本用語辞典，東洋学術出版社）。

JCOPY 498-06930

ここから狐惑病の話に移る。

狐惑病が傷寒のようにみえるというのは、悪寒、発熱、身体疼痛などがあるのだろうか。精神不安、喉や陰部のびらん、消化器系統異常もあり、総じて熱証のようである。甘草瀉心湯の適応で、黄芩・黄連で清熱燥湿している。

狐惑病は、現在のベーチェット病だとする説が多い。症状はかなり合致するが、違うと思う。まれな病気が金匱要略の時代に大流行…？　私は、狐惑病とは梅毒あるいはその類縁疾患（性病）と思う。つい最近まで梅毒は高頻度でみられた。

第11条　蝕於下部則咽乾、苦参湯洗之。
【苦参湯方】
苦参一升。以水一斗、煎取七升、去滓熏洗、日三服。

> （超意訳）
> 　狐惑病で、陰部が蝕まれて咽が乾く場合は、苦参湯で局所を洗浄するのがよい。
> 【苦参湯】
> 　苦参1升を水1斗に入れ、7升になるまで煎じたら、カスを取り除き、これで1日3回洗浄する。

　苦参も清熱燥湿薬だ。陰部がやられているのになぜ咽が乾くのか。こういう遠隔症状を考える場合には、経絡の走行がヒントになることが多い。ここでは、少陰腎経が陰部にも喉にも流注していることに着目しよう。

第12条　蝕於肛者、雄黄熏之。
【雄黄熏方】
雄黄。右一味為末、筒瓦二枚合之焼、向肛熏之。

> （超意訳）

狐惑病で、肛門が蝕まれた場合は、雄黄の煙で肛門を燻すのがよい。

【雄黄熏】

　雄黄1味を粉末にして燃やす。瓦2枚を向かい合わせて筒状にしたものを通し、その煙を肛門に当てる。

　これも局所外用薬だ。これはいかにも効きそうだ（！）が現在では用いない。雄黄は燥湿去風・解毒殺虫の作用があり、有毒だ。

第13条　病者脈数、無熱微煩、黙黙但欲臥、汗出、初得之三四日、目赤如鳩眼、七八日、目四眥黒、若能食者、膿已成也、赤豆当帰散主之。

【赤小豆当帰散方】
せきしょうず

赤小豆三升浸令芽出曝乾、当帰十両。右二味、杵為散、漿水服方寸匕、日三服。

（超意訳）

　狐惑病患者の脈が数で、熱は無く微かに胸騒ぎがし、黙ってただ眠りたがり、汗が出て、症状出現から3～4日で眼が鳩のように赤く腫れ、7～8日で目頭と目尻が黒くなってきて、飲食もしたがるようになった。この場合は、膿形成が完成したのだ。赤（小）豆当帰散がよい。

【赤小豆当帰散】

　赤小豆3升を水に浸し、芽が出たら陽に当てて乾燥させたもの、当帰を杵いて粉末にしたものを、1回方寸匕1杯を1日3回、漿水[22] で服用する。

　狐惑病が進行し、熱が肝経を通じて眼へ上がると目赤が出現し、心が養う目頭・目尻が黒くなると心血が熱に遭って瘀血となっているのだろう。湿熱は膿瘍を形成しているので、赤小豆で化湿排膿、当帰で活血するのだろう。別の生薬の

---

[22] 米、粟などの穀物を発酵させてできたものの上清。酢の一種。

JCOPY 498-06930

ほうがもっと効果がありそうな気はするのだが…。漿水は、製造過程で生じた酢酸が混じっているはずで、酸っぱい。酸味は肝に帰経するから、目赤には効きそうだ。

以上で狐惑病の話は終わる。

第 14 条　陽毒之為病、面赤斑斑如錦文、咽喉痛、唾膿血、五日可治、七日不可治、升麻鼈甲湯主之。

第 15 条　陰毒之為病、面目青、身痛如被杖、咽喉痛、五日可治、七日不可治、升麻鼈甲湯去雄黄蜀椒主之。

【升麻鼈甲湯方】

升麻二両、当帰一両、蜀椒炒去汗一両、甘草二両、鼈甲手指大一片炙、雄黄半両研。右六味、以水四升、煮取一升、頓服之、老小再服、取汗。

（超意訳）

　　第 14 条　陽毒病で、顔に錦紋様の赤い斑ができて、咽喉が痛み、膿血を喀出するものは、5 日目だと治せるが、7 日目になるともはや治せない。升麻鼈甲湯がよい。

　　第 15 条　陰毒病で、顔や目は青く、身体は杖で打たれたように痛み、咽喉も痛むものは、5 日目だと治せるが、7 日目になるともはや治せない。升麻鼈甲湯去雄黄蜀椒がよい。

【升麻鼈甲湯方】

　　升麻 2 両、当帰 1 両、炒って水分を飛ばした山椒 1 両、甘草 2 両、手指大の鼈甲 1 片を炙ったもの、研磨した雄黄半両を水 4 升に入れ、1 升になるまで煮詰め、頓服する。老人や小児は 2 回服用し、発汗させる。

陽毒・陰毒とは何かが書かれておらず [23]、症状を対べてもよくわからない。陽毒病は熱証、陰毒病は寒証ともいえない。こういうときは処方を比べてみる。

---

[23] 金匱要略にはこういうふうに定義なしで用語が突然登場することがよくある。

陽毒病：升麻鼈甲湯（升麻・当帰・甘草・鼈甲・蜀椒・雄黄）
陰毒病：升麻鼈甲湯去雄黄蜀椒（升麻・当帰・甘草・鼈甲）

　生薬の効能は、升麻（清熱解毒）、当帰（活血補血）、甘草（清熱解毒）、鼈甲（滋陰清熱）・山椒（温中・駆虫）・雄黄（辛温・殺虫）である。これより、陽毒病用の升麻鼈甲湯は清熱解毒作用が中心で、陰毒病用の升麻鼈甲湯去雄黄蜀椒は、上から温熱殺虫効果が除かれたものだ。少なくとも陰毒病は寒証ではない。結局よくわからない。

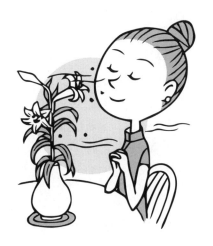

JCOPY 498-06930

瘧病脈証并治第4

第1条　師曰、瘧脈自弦。弦数者多熱、弦遅者多寒。弦小緊者下之差、弦遅者可温之、弦緊者可発汗、鍼灸也。浮大者可吐之。弦数者風発也、以飲食消息止之。

（超意訳）
　瘧の脈はそもそも弦である。弦数脈であれば、風を発症しているので熱が多い。弦遅脈であれば、寒が多いので温めてよい。弦小緊脈であれば、瀉下すると治る。弦緊脈であれば、発汗や鍼灸を施してよい。浮大脈であれば、吐かせてよい。

　瘧というのはマラリアではないかといわれている。日本ではまれだが、いまだに中国中南部を含め世界では毎年数億人がかかっているらしい。

　瘧は悪寒・発熱を繰り返す。これは傷寒論・少陽病に相当する。だから「瘧脈自弦」なのである（弦は少陽病の脈）。

　「弦数者多熱」の治療法だけが書かれていないが、飲食させるとよい。発熱悪寒を繰り返して気と津液が消耗している[24]から、これを補うのである。

　弦小緊脈→瀉下は、邪が下部に降りているはずだからである。弦緊脈→発汗は、邪が表にいるからである。浮大脈→吐は、邪が上にいるからである[25]。

---

[24] 「発熱⇔悪寒を繰り返す前に、早く治してあげれば良いのに」と思う人もいるだろうが、発熱⇔悪寒を繰り返さないと、瘧と診断できないのである。
[25] このように重要なことが条文に書かれていないのは、「基本に忠実に汗・吐・下を実行しているだけなので、説明する必要がないはず」ということだろうか。

第2条　病瘧、以月一日発、当以十五日癒。設不差、当月尽解。如其不差、当云何。

師曰、此結為癥瘕、名曰瘧母、急治之、宜鼈甲煎丸。

【鼈甲煎丸方】

鼈甲十二分炙、烏扇三分焼、黄芩三分、柴胡六分、鼠婦三分熬。乾姜三分、大黄三分、芍薬五分、桂枝三分、葶藶一分熬、石韋三分去毛、厚朴三分、牡丹五分去心、瞿麦二分、紫葳三分、半夏一分、人参一分、䗪虫五分熬、阿膠三分炙、蜂巣四分炙、赤硝十二分、蜣蜋六分熬、桃仁二分。右二十三味、為末、取鍛竃下灰一斗、清酒一斛五斗、浸灰、候酒尽一半、著鼈甲於中、煮令泛爛如膠漆、絞取汁、内諸薬、煎為丸如梧子大[26]、空心服七丸、日三服。

> （超意訳）
>
> ＜問＞
>
> 　瘧病は発症後15日で治癒しますが、丸一月かかることもあります。後者は何と呼ぶのでしょうか。
>
> ＜答＞
>
> 　それは邪が結合して 癥瘕（ちょうか）という塊になっているので、『瘧母』というのだ。急いで治すべきで、鼈甲煎丸がよい。
>
> 【鼈甲煎丸】
>
> 　炙った鼈甲12分、焼いた烏扇3分、黄芩3分、柴胡6分、炒った鼠婦3分、乾姜3分、大黄3分、芍薬5分、桂枝3分、炒った葶藶子1分、毛を除いた石韋3分、厚朴3分、芯を除いた牡丹皮5分、瞿麦2分、紫葳3分、半夏1分、人参1分、炒った䗪虫5分、炙った阿膠3分、炙った蜂巣4分、赤硝12分、炒った蜣蜋6分、桃仁2分を用意し、鼈甲以外を粉末にしておく。かまどの下の灰1斗を清酒1斛5斗に浸けて放置する。酒の量が半分になったら鼈甲を入れ、ドロドロに煮溶かしたら、絞って汁を取り、その汁に

---

[26] 金匱要略には「梧子大」という表現が良く出てくるが、梧子とは「梧桐」すなわちアオギリの種のことで、食べられる。コーヒー豆くらいの大きさで、戦時中はコーヒー豆の代用品でもあったらしい。

JCOPY 498-06930

他の薬を混ぜ込み、直径 7 mm くらいに丸め、空腹時に 1 回 7 丸を 1 日 3
回服用する。

　瘧が 1 月も長引くのは、瘧母だという。「癥瘕」は積聚ともいい、腹の中の有
痛腫瘤のことで、癥・積＝有形固定性、瘕・聚＝無形移動性のものをいう。つま
り、前者が瘀血や痰で、後者が気滞ということになる。すると、治療は自ずと破
積・活血化瘀・化痰行気の処方になる。鼈甲煎丸とはそのような処方で、いちい
ち生薬をあげないが、動物性の生薬の使用が目立ち、これらが積聚を破る強い力
がある。とくに鼈甲には滋陰清熱・軟堅散結作用がある。

第 3 条　師曰、陰気孤絶、陽気独発、則熱而少気煩冤、手足熱而欲嘔、名
曰癉瘧[27]。若但熱不寒者、邪気内臓於心、外舎分肉之間、令人消鑠脱肉。

（超意訳）
　陰気が孤絶し、陽気が独発してしまい、熱と息切れで悶え苦しみ、手足は
熱く嘔吐したくなる場合を癉瘧という。熱はあるが悪寒がない場合は、病
は内では心に、外では皮膚と筋肉の間に居るため、患者は衰え痩せていく。

　「但熱不寒」であるから、これは冷ませばよいのか？　瘧である以上、寒熱が
往来するのだから、寒はまったくの「無」ではないはずだ。考えてみよう。

第 4 条　温瘧者、其脈如平、身無寒但熱、骨節煩疼、時嘔、白虎加桂枝湯
主之。

[27] 癉瘧については『素問』に詳しい説明がある。「岐伯曰、癉瘧者、肺素有熱。気盛於身、
厥逆上衝、中気実而不外泄。因有所用力、腠理開、風寒舎於皮膚之内分肉之間而発。発
即陽気盛。陽気盛而不衰則病矣。其気不及於陰。故但熱而不寒。気内臓於心、而外舎於
分肉間、令人消爍脱肉。故命曰癉瘧。」金匱要略とそっくりな文章である。

【白虎加桂枝湯方】

知母六両、甘草二両炎、石膏一斤、梗米二合、桂去皮三両。右剉、毎五銭、水一盞半、煎至八分、去滓、温服。汗出癒。

> （超意訳）
> 　温瘧とは、脈は平常、悪寒はなく発熱だけで、関節に疼痛があって悶え苦しみ、嘔吐もする。このような場合は白虎加桂枝湯がよい。
>
> 【白虎加桂枝湯】
> 　知母6両、炙甘草2両、石膏1斤、梗米2合、皮を除いた桂枝3両を刻み、5銭を盃1杯半の水に入れ、8割の量になるまで煎じたら、カスを除き、温服させる。汗が出れば治癒する。

　温瘧は、瘧病でも脈が弦ではなく平脈だという。また悪寒はなく熱だけだという。けれども関節痛があるので、表証ととるのだろう。「煩、時嘔」は胸中～胃に熱があるのだろう。白虎湯でこの熱を冷まし、桂枝で先の表証とくに表寒に当たるわけだ。

第5条　瘧多寒者、名曰牡瘧。蜀漆散主之。

【蜀漆散方】

蜀漆洗去腥、雲母焼二日夜、竜骨、等分。右三味、杵為散、未発前以漿水服半銭。温瘧加蜀漆半分、臨発時服一銭匕。

> （超意訳）
> 　瘧で寒が多い場合は、牡瘧（ぼぎゃく）といい、蜀漆散を投与するのがよい。
>
> 【蜀漆散】
> 　蜀漆を洗って生臭さを取ったもの、雲母を2日間かけて焼いたもの、竜骨、以上3味を等量ずつ搗いて粉末にし、発病前であれば漿水で1回半銭を服用させる。温瘧であれば蜀漆半分を加え、発作時に1回1銭匕を服用させる。

JCOPY 498-06930

こんどは寒が多く熱が少ない瘧で、いわば"寒瘧"だ。

蜀漆とはアジサイ（ジョウザンアジサイ）の葉のことで、根っこはお馴染み常山である。どちらも有毒で、清熱薬だ。寒が多いのに清熱薬？　というなかれ。瘧である以上は、熱は「無」ではないのだ。

＜附＞
外台秘要方
第6条　【牡蛎湯】

治牡瘧。

牡蛎四両熬、麻黄四両去節、甘草二両、蜀漆三両。右四味、以水八升、先煮蜀漆、麻黄、去上沫、得六升、内諸薬、煮取二升、温服一升、若吐則勿更服。

（超意訳）

【牡蛎湯】

牡瘧を治療する。

炒った牡蛎4両、節を除いた麻黄4両、甘草2両、蜀漆3両を用意する。まず蜀漆、麻黄を8升の水に入れて煮て泡を除き、6升になるまで煮詰めたら、他の薬を入れて2升になるまで煮詰め、1升を温服させる。吐いたらそれ以上飲ませない。

第7条　【柴胡去半夏加栝楼湯】

治瘧病発渇者。亦治労瘧。

柴胡八両、人参、黄芩、甘草各三両、栝楼根四両、生姜二両、大棗十二枚。右七味、以水一斗二升、煮取六升、去滓、再煎取三升、温服一升、日三服。

（超意訳）

【柴胡去半夏加栝楼湯】

瘧病で口渇が出現したものを治療する。また、労瘧を治療する。

柴胡8両、人参、黄芩、甘草各3両、栝楼根4両、生姜2両、大棗12個を1斗2升の水に入れ、6升になるまで煮詰めたら、カスを除き、再度3升になるまで煮詰め、1升を1日3回温服する。

　瘧病には小柴胡湯が恐らく正政法であろう。寒熱往来の少陽病証だからだ。ここでは口渇がする場合の加減方で、燥湿性の半夏を除き、補陰清熱の栝楼根を入れてある。順当である。なお、労瘧とは瘧が慢性化したものだ。

第8条　【柴胡桂姜湯】

治瘧寒多微有熱、或但寒不熱。
柴胡半斤、桂枝三両去皮、乾姜二両、栝楼根四両、黄芩三両、牡蛎三両熬、甘草二両炙。右七味、以水一斗二升、煮取六升、去滓、再煎取三升、温服一升、日三服。初服微煩、復服汗出便癒。

（超意訳）
【柴胡桂姜湯】
　瘧で寒が多く熱が少ない場合や、寒だけで発熱がないものを治療する。
　柴胡半斤、皮を除いた桂枝3両、乾姜2両、栝楼根4両、黄芩3両、炒った牡蛎3両、炙甘草2両を1斗2升の水に入れ、6升になるまで煮詰めたら、カスを除き、再度3升になるまで煮詰め、1回1升を1日3回温服する。初回の服用で微かにザワザワ悶え、2回目の服用で汗が出れば治癒する。

　先にも述べたように、「但寒不熱」でも、瘧である以上は無熱ではない。お馴染みの柴胡桂姜湯（柴胡桂枝乾姜湯）で治療する。現在はすっかり虚弱なものの冷え症の薬みたいになっているが、本来は瘧の治療薬なのである。恐れ入るべし。

中風歴節病脈証并治第 5

第 1 条 夫風之為病、当半身不遂、或但臂不遂者、此為痹。脈微而数、中風使然。

> （超意訳）
> 　風病とは、半身不随のことである。風の病で片腕だけが不随である場合は、痹という。脈が微数なのは、中風だからである。

　風病も痹も、ともに風の邪によって起こる。古代の人は、風が当たった部位が麻痹したと考えたのだ。

　太陽病中風証は、風邪が体表面を襲ったのであるが、あくまで表面にとどまる。本条の風邪の振る舞いはもっと強烈で、もっと深いところまで冒される。

第 2 条 寸口脈浮而緊、緊則為寒、浮則為虚、寒虚相搏、邪在皮膚。浮者血虚、絡脈空虚、賊邪不瀉、或左或右、邪気反緩、正気即急、正気引邪、喎僻不遂。邪在於絡、肌膚不仁。邪在於経、即重不勝、邪入於府、即不識人。邪入於臓、舌即難言、口吐涎。

> （超意訳）
> 　寸脈が浮緊である。緊は寒を、浮は気虚を意味し、寒と虚がぶつかり、邪は気虚に乗じて皮膚にいる。浮は血虚をも意味するが、絡脈が空虚であり、気が負けている状態なので、邪を追い出せない。
> 　身体のどちら側でも、邪気が侵入した側が緊張しそうなものだが、じつはそこには正気が流れておらず反って弛緩し、動かそうとしても動かせない。

逆に、邪の侵入を受けない側は弛緩しそうなものだが、正気が流れ込むため逆に適度に緊張し、思い通りに動かせる。正気が充実して動きが良い側が、邪に冒されて弛緩した側を引っ張るので、顔がゆがむ。

　邪が皮膚の絡にあれば、感覚がなくなる。邪が絡より深い経に入れば、身体がどうしようもなく重たくなる。邪がより深い腑に入れば意識不明となり、もっと深く臓に入れば呂律が回らなくなり、口角から涎を垂らす。

　現在の神経内科的な所見がよく描写されている。顔面神経麻痺らしき記載もある。ただし、中枢性の運動神経障害では、脳の病巣と反対側に症状が出ることは、現代医学の知識がないとわからない。

第3条　【侯氏黒散】

治大風四肢煩重、心中悪寒不足者。

菊花四十分、白朮十分、細辛三分、茯苓三分、牡蛎三分、桔梗八分、防風十分、人参三分、礬石三分、黄芩五分、当帰三分、乾姜三分、芎藭三分、桂枝三分。右十四味、杵為散、酒服方寸匕、日一服。初服二十日、温酒調服、禁一切魚肉大蒜、常宜冷食。六十日止、即薬積在腹中不下也、熱食即下矣、冷食自能助薬力。

（超意訳）

【侯氏黒散】

　重い風病で、四肢が非常に重く感じ、胸の中では悪寒がし、気血が不足するものを治す。

　菊花40分、白朮10分、細辛3分、茯苓3分、牡蛎3分、桔梗8分、防風10分、人参3分、明礬3分、黄芩5分、当帰3分、乾姜3分、川芎3分、桂枝3分を粉末にし、方寸匕1杯を1日1回酒で服用する。

　最初の20日間は温めた酒で服用し、魚肉や大蒜は一切食べてはならない。常に冷たいものを食べるようにする。60日で服用を止めると薬が腹の中に

溜まって下らなくなる。熱いものを食べればすぐ下る。冷たいものを食べて薬力を助ける。

温薬が多種配合されていて、温めた酒ももちろん温性である。量としては菊花・防風・桔梗・明礬といった去風薬が多い。

さて、温薬を服用する状態なのに、魚肉（平～温）や大蒜（温）を一切避け、その一方では冷たいものばかりを摂るように指示があるが、これはなぜだろうか？　最後のほうに記してあるように、薬効を期待してのことだ。

第4条　寸口脈遅而緩、遅則為寒、緩則為虚。栄緩則為亡血、衛緩則為中風。邪気中経、則身痒而癮疹、心気不足、邪気入中、則胸満而短気。

（超意訳）

寸脈が遅緩である。遅は寒を、緩は虚を意味する。営が緩ければ亡血であり、衛が緩ければ中風である。邪気が経に当たると、身体は痒くなりじんま疹が出て、心気が不足し、邪気が中に入り、胸が充満して苦しくなって息切れがする。

営・衛それぞれが虚した場合、すなわち血虚および衛気の虚である。

第5条　【風引湯】
除熱癱痛。

大黄、乾姜、竜骨各四両、桂枝三両、甘草、牡蛎各二両、寒水石、滑石、赤石脂、白石脂、紫石英、石膏各六両。右十二味、杵粗篩、以韋囊盛之、取三指撮、井花水三升、煮三沸、温服一升。

（超意訳）

【風引湯】

　熱、しびれ、痛みを除く。

　大黄、乾姜、竜骨各４両、桂枝３両、甘草、牡蛎各２両、寒水石、滑石、赤石脂、白石脂、紫石英、石膏各６両を搗き砕いて粗い篩にかけ、皮袋に入れて、３本の指でつまみ取り、汲み置いた井戸水３升にそれを入れて３回沸騰させ、１升を温服する。

　鉱物薬が目立つ。これに大黄、竜骨、牡蛎を合わせて清熱瀉火・重鎮安神・熄風などの作用がある処方だ。

第６条　【防已地黄湯】

治病如狂状妄行、独語不休、無寒熱、其脈浮。

防已一銭、桂枝三銭、防風三銭、甘草二銭。右四味、以酒一盃、浸之一宿、絞取汁、生地黄二斤咬咀、蒸之如斗米飯久、以銅器盛其汁、更絞地黄汁、和分再服。

（超意訳）

【防已地黄湯】

　狂ったようになって歩き回り、独語が止まず、寒も熱もなく、脈浮である病を治す。

　防已１銭、桂枝３銭、防風３銭、甘草２銭の４味を、盃１杯の酒に一晩浸し、絞ってその汁を取り、砕いた生地黄２斤と併せて米飯のように蒸し、蒸しあがったらその汁を銅器に移しておき、そこでもう一度地黄の汁を絞ってここに混ぜ合わせ、２回に分けて服用する。

　大量の生地黄を用いている。これが主薬だろう。生地黄はご存知の通り清熱養血の生薬だから、病態は血虚による虚熱だということがわかる。

第 7 条　【頭風摩散方】

大附子一枚炮、鹽等分。

右二味為散、沐了、以方寸匕、已摩疾上、令薬力行。

> （超意訳）
> 【頭風摩散】
> 　大きな炮附子 1 個、同量の塩。この 2 味を粉末にし、湯浴みが終わったら、方寸匕 1 杯を病変部位に載せて揉み、薬力を行き渡らせる。

　頭風とあるから、頭を病変部位とみて、この散剤を擦り込むのである。こんなまじないみたいなものが脳卒中に効くはずがない。

　以上で中風の話はおしまい。

第 8 条　寸口脈沈而弱、沈即主骨、弱即主筋、沈即為腎、弱即為肝、汗出入水中。如水傷心、歴節黄汗出、故曰歴節。

> （超意訳）
> 　寸脈が沈弱である。沈脈は骨を主る腎の衰えを表し、弱脈は筋を主る肝の衰えを表す。この人が発汗後に水に入ると、水が心を傷つけ、関節の腫脹疼痛が起こって黄色の汗が出る、だから歴節というのである。

　ここから歴節病の話になる。

　この患者は、くたびれた中年のオッサン（肝・腎低下）が汗だくになり、冷水に飛び込んだところ、急に血行が悪くなって関節が痛み出し、あまりの痛さに脂汗をかいているというような状況ではなかろうか。とりあえず次へ進む。

第 9 条　趺陽脈浮而滑、滑則穀気実、浮則汗自出。

(超意訳)

　足の跌陽の脈が浮滑である。滑脈は穀気の過剰停滞を表す。浮脈は汗が自然に出ることを表す。

　これは文の後半が「○○相搏、即～」となるはずで、おそらく欠けているのだろう。跌陽の脈（足背動脈）は胃経の衝陽穴（胃経の原穴）で、胃気の状態が現れる。これが浮滑ということは、胃気過剰停滞＋表気虚で歴節病になりやすい。

第10条　少陰脈浮而弱、弱則血不足、浮則為風、風血相搏、即疼痛如掣。

(超意訳)

　少陰の様子を表す尺の脈が浮弱である。弱脈は血の不足を表し、浮脈は風邪にやられたことを表す。風邪が血を襲うので、関節が痙攣するように痛むのである。

　血虚（陰虚）へ風邪を外感して関節痛（歴節病）が起こる。風に寒が合わさったと考えてもよいだろう。

第11条　盛人脈濇小、短気自汗出、歴節疼、不可屈伸、此皆飲酒汗出、当風所致。

(超意訳)

　元来元気そうな人が、濇細脈をきたし、息切れがして汗をかき、関節がズキズキ痛んで曲げられない。こういうのはすべて、酒を飲んだ後で汗が出て、暑いからといって風に当たったために起こるのである。

　この人は一見元気だが、この後の「血痺虚労病脈証并治第6」に出てくる「尊

JCOPY 498-06930

栄人」のように、じつは飲食過多で脾胃が相当まいっている。飲酒し、身体が火照って冷たい風に当たると関節が痛むのだから、痛風発作でも起こしたのであろうか。

第 12 条　諸肢節疼痛、身体魁羸、脚腫如脱、頭眩短気、温温欲吐、桂枝芍薬知母湯主之。
【桂枝芍薬知母湯方】
桂枝四両、芍薬三両、甘草二両、麻黄二両、生姜五両、白朮五両、知母四両、防風四両、附子二両炮。右九味、以水七升、煮取二升、温服七合、日三服。

> （超意訳）
> 　手足の諸関節が痛み、身体はひどく痩せ、脚が腫れて脱力するようで、めまいと息切れがし、ムカムカして吐こうとする場合は、桂枝芍薬知母湯がよい。
> 【桂枝芍薬知母湯】
> 　桂枝 4 両、芍薬 3 両、甘草 2 両、麻黄 2 両、生姜 5 両、白朮 5 両、知母 4 両、防風 4 両、炮附子 2 両を水 7 升に入れ、2 升になるまで煮詰めたら、1 回 7 合を 1 日 3 回温服する。

　こういう脚は「鶴膝風[28]」と呼ばれていた。膝に湿がたまって腫れている。頭にも腹にも湿が充満している。全身の痩せから、気虚である。
　桂枝芍薬知母湯（桂枝知母湯）は温経散寒の処方で、利水去湿作用もある。知母は滋陰清熱薬で、腫れて熱を帯びている局所の改善を狙っているのだろうか。

第 13 条　味酸則傷筋、筋傷則緩、名曰泄。鹹則傷骨、骨傷則痿、名曰枯。

---

[28] 脚の筋肉が落ち、膝関節だけがポッコリと膨らみ、脚全体がまるで鶴の脚のようにみえることから名づけられた。現在の関節リウマチであろう。
[29] 条文には「栄」とあるが、衛との関係から、これは「営」、つまり営血のことである。

枯泄相搏、名曰断泄。栄[29]気不通、衛不独行、栄衛俱微、三焦無所御。四続断絶、身体羸痩、独足腫大、黄汗出、脛冷、仮令発熱、便為歴節也。

> （超意訳）
> 　酸っぱいものを摂り過ぎると筋を傷める。筋は傷むと弛緩する。これを「泄」と呼ぶ。塩味のものを摂り過ぎると骨を傷める。骨が傷むと体が痿える。これを「枯」と呼ぶ。枯と泄とが同時に起こる場合を「断泄」と呼ぶ。営気が通わなくなり、それにつれて衛気も衰え、三焦を制御できなくなる。そして四肢は動かしにくくなり、身体は痩せ衰え、足だけが浮腫み、黄汗が出て、脛は冷える。これで発熱すれば歴節病になる。

　酸→肝→筋、鹹→腎→骨はよいだろう。五行に従うとそうなる。筋骨ともに衰え、営衛が両方とも衰え、四肢が栄養されなくなる。しかし水分は重力に従って足に集まる。

第14条　病歴節不可屈伸、疼痛、烏頭湯主之。

【烏頭湯方】

治脚気疼痛、不可屈伸。

麻黄、芍薬、黄耆各三両、甘草三両炙、川烏五枚咬咀以蜜二升煎取一升即出烏頭。右五味、咬咀四味、以水三升、煮取一升、去滓、内蜜煎中、更煎之、服七合、不知、尽服之。

> （超意訳）
> 　歴節病になり、関節の屈伸ができず疼痛がする場合は、烏頭湯がよい。
> 【烏頭湯】
> 　麻黄、芍薬、黄耆、炙甘草各3両、川烏頭5個（よく刻んで、蜜2升に入れて1升になるまで煮詰めたら取り出す）。烏頭以外の4味をよく刻み、3升の水に入れて1升になるまで煮詰めたら、カスを除き、煎じた蜜に混ぜてさらに煎じ、1回7合を服用する。症状が治まらなければ、飲み切る。

JCOPY 498-06930

第 8 条の桂枝加芍薬知母湯に似ているが、附子が烏頭に変わっている点が違う。烏頭のほうが効果は激烈だ。第 8 条では桂枝湯ベースで風湿邪に、本条では麻黄ベースで寒湿邪に、それぞれ対応している。烏頭を蜂蜜で処理することでその毒性を減らしている。

第 15 条　【礬石湯】

治脚気衝心。
礬石二両。右一味、以漿水一斗五升、煎三五沸、浸脚良。

> （超意訳）
> 【礬石湯】
> 　脚気衝心を治療する。
> 　礬石 2 両を漿水 1 斗 5 升に入れ、煎じて 3～5 回ほど沸騰させてから冷ましておく。脚をこの中に浸すとよい効果がある。

　脚気衝心は、いまではビタミン B$_1$ 不足、あるいはその利用障害によるものと判明している。礬石（ミョウバン）水に足を浸しても、脚気衝心そのものには何ら影響はない。せいぜい対症療法だったのだろう。

＜附方＞

第 16 条　古今録験

【続命湯】
治中風痱、身体不能自収、口不能言、冒昧不知痛処、或拘急不得転側。
麻黄、桂枝、当帰、人参、石膏、乾姜、甘草各三両、芎藭一両、杏仁四十枚。
右九味、以水一斗、煮取四升、温服一升、当小汗、薄覆脊、憑几坐、汗出則癒、不汗更服、無所禁、勿当風。併治但伏不得臥、咳逆上気、面目浮腫。

> （超意訳）
> 　古今録験

【続命湯 [30]】
　中風で身体が麻痺して思うように動かせず、会話ができず、意識がぼうっとして痛みを訴えず、あるいは筋肉がこわばり寝返りを打てないものを治療する。

　麻黄、桂枝、当帰、人参、石膏、乾姜、甘草各3両、川芎1両、杏仁40個を1斗の水に入れ4升になるまで煮詰め、1升を温服する。少し発汗させるのがよく、背中を薄く覆ってやり、肘掛けにもたれて座らせ、汗が出れば治癒する。汗が出なければ再度服用させる。禁止事項はとくにないが、風に当ててはいけない。

　また続命湯は、起座呼吸をし、咳が出て気が上逆し、顔や瞼が浮腫んでいるものも治すことができる。

　これは脳卒中後の典型的な症状で、桂枝・当帰・川芎などで活血を図っているのはわかる。人参・石膏・甘草で補津清熱し、麻黄・乾姜・杏仁には古典的な利水作用を期待しているのであろう。

第17条　千金
【三黄湯】
治中風手足拘急、百節疼痛、煩熱心乱、悪寒、経日不欲飲食。
麻黄五分、独活四分、細辛二分、黄耆二分、黄芩三分。右五味、以水六升、煮取二升、分温三服。一服小汗、二服大汗。心熱加大黄二分、腹満加枳実一枚、気逆加人参三分、悸加牡蛎三分、渇加栝楼根三分、先有寒加附子一枚。

（超意訳）
　千金

---

[30] 続命湯は有名な中風の治療薬で、大続命湯と小続命湯とがあるが、本条は大のほうである。

JCOPY 498-06930

【三黄湯】

　中風で手足がこわばり、諸関節が痛み、胸がざわつき精神が不安定で、熱があり、悪寒があり、病に伏して日数は経つのに飲食したがらないものを治す。

　麻黄5分、独活4分、細辛2分、黄耆2分、黄芩3分を水6升に入れて2升になるまで煮詰め、3等分して温服する。1服で少し発汗し、2服で大汗が出る。心熱があれば大黄2分を加え、腹満があれば枳実1個を加え、気逆があれば人参3分を加え、動悸があれば牡蛎3分を加え、口渇があれば栝楼根3分を加え、寒があれば附子1個を加える。

これも中風の治療薬である。

第18条　近効方

【朮附湯】

治風虚頭重眩、苦極、不知食味、暖肌補中、益精気。
白朮二両、附子一枚半炮去皮、甘草一両炙。右三味、剉、毎五銭七、姜五片、棗一枚、水盞半、煎七分、去滓温服。

（超意訳）

　近効方

【朮附湯】

　虚弱者が風邪にあたって、頭重とめまいがし、口の中が苦すぎて食物の味がわからないものを治し、皮膚を温め脾胃を補い、精気を増加させる。

　白朮2両、皮を除いた炮附子1個半、炙甘草1両を合わせて磨り潰したもの5銭七毎に、生姜5片、大棗1個、盃に半分の水を加え、7割になるまで煎じたら、カスを除き温服する。

これも中風の治療薬である。

第19条　崔氏

【八味丸】

治脚気上入、少腹不仁。

乾地黄八両、山茱萸、薯蕷各四両、沢瀉、茯苓、牡丹皮各三両、桂枝、附子炮、各一両。右八味、末之、煉蜜和丸梧子大、酒下十五丸、日再服。

> （超意訳）
>
> 　崔氏
>
> 【八味丸】
>
> 　脚気が上昇して、下腹部の感覚がなくなるものを治す。
>
> 　乾地黄8両、山茱萸、山薬各4両、沢瀉、茯苓、牡丹皮各3両、桂枝、炮附子、各1両を粉末にし、蜂蜜で梧子大に丸め、酒で15丸を飲み下し、1日2服する。

　脚気と脳血管障害による下肢の麻痺は別物だが、症状が似ていたからか、ここで取り上げられている。なお、少腹不仁は腹診で臍下を押さえ、この部分の感覚が鈍く、患者が自分の身体を触られているようには感じないのである。

第20条　千金方

【越婢加朮湯】

治肉極、熱則身体津脱、腠理開、汗大泄、厲風気、下焦脚弱。

麻黄六両、石膏半斤、生姜三両、甘草二両、白朮四両、大棗十五枚。右六味、以水六升、先煮麻黄、去上沫、内諸薬、煮取三升、分温三服。悪風加附子一枚炮。

JCOPY 498-06930

（超意訳）
千金方
【越婢加朮湯】

肉極で、熱があって身体の津液が虚脱し、腠理は開いて汗が大いに漏れ、ひどい風気病になって、下焦〜脚が弱っているものを治す。

麻黄 6 両、石膏半斤、生姜 3 両、甘草 2 両、白朮 4 両、大棗 15 個を用意する。麻黄を水 6 升に入れて煮て、浮いた泡を除き、他の薬を入れて 3 升になるまで煮たら、3 分割してそれぞれ温服する。悪風する場合には、炮附子 1 個を加える。

「肉極」というのは、筋肉が熱を帯びて乾燥し、萎縮しているのだろうか。大量発汗もして津液不足になっているので、大量の石膏で清熱補津すると同時に、風邪も追い出さなければならない。すでに腠理は開いているから麻黄＋桂枝による発汗は無理だ。附子を入れて、内側から気を boost する。

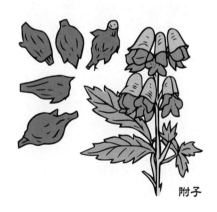

附子

血痹虚労病脈証并治第6

第1条　問曰、血痹病従何得之。
師曰、夫尊栄人、骨弱肌膚盛重、困疲労汗出、臥不時動揺、加被微風遂得之。
但以脈自微濇在寸口、関上小緊、宜鍼引陽気、令脈和、緊去則愈。

（超意訳）
＜問＞
　血痹病の原因は何ですか。
＜答＞
　位が高く、普段から人を使ってばかりで自分は動かない人は、骨は脆いが
よく肥えて皮膚の色艶だけはよい。
　こういう人が困苦に遭い疲労がたまると、汗がだらだらと出て、就寝中に
寝返りを打って布団から身体がはみ出して冷え、そこで微弱な風邪に襲われ
た程度で血痹病を発症する。
　このとき、脈は寸で微かに濇、関で少し緊なので、鍼を打ち陽気を引っぱ
ってきてやり、脈を落ち着かせてやり、脈が緊でなくなれば治癒する。

　むかしの尊栄人は大変だな、などと思ってはいけない。便利な現代は並の身分
の「尊栄人」が多いのだ。こまめに運動していないと血痹病にかかる。
　さて、血痹病の成因はわかったが、具体的にどんな症状なのだろうか。皮毛は
虚弱で風邪にやられやすいということは衛気不足だろうし、脈が濇だからやはり
瘀血もあろう。そもそも「食っちゃ寝」状態だから、痰飲も溜まっているだろう。

第2条　血痹、陰陽倶微、寸口関上微、尺中小緊、外証身体不仁、如風痹状、

JCOPY 498-06930

黄耆桂枝五物湯主之。

【黄耆桂枝五物湯方】

黄耆三両、芍薬三両、桂枝三両、生姜六両、大棗十二枚。右五味、以水六升、煮取二升、温服七合、日三服。

（超意訳）

　血痺病で、陰陽（＝気血）ともに微弱で、脈は寸・関で微、尺でやや緊である。望診では、風痺にやられたときのように身体に麻痺がある。このような場合は黄耆桂枝五物湯がよい。

【黄耆桂枝五物湯】

　黄耆３両、芍薬３両、桂枝３両、生姜６両、大棗12個を６升の水に入れて２升になるまで煮詰め、１回７合を１日３回温服する。

　血痺病の脈証・望診所見が書かれている。「血痺」は本来「血痺」で、血の状態が悪くて手足が思うように動かせないという意味だ。

　黄耆桂枝五物湯は、補脾益気（黄耆・大棗・生姜）、補血活血（芍薬・桂枝）、温経散寒（桂枝・生姜）の作用をもつ穏やかな処方である。

　以上で血痺病の話はおしまい。

第３条　夫男子平人、脈大為労。極虚亦為労。

（超意訳）

　一見ふつうの人でも、脈が力のない大脈であれば労病である。脈がひどく虚している場合も労病である。

　ここから虚労病の話に移る。

　原文には「男子平人」とあるが、男女は関係ない。大脈は、ここでは洪大ではなく、上のように、力がない芤脈と解釈しないと辻褄が合わない。

第4条　男子面色薄者、主渇及亡血、卒喘悸、脈浮者、裏虚也。

（超意訳）
　　顔が蒼白いのは、口が渇いて血の気がないことを表していて、すぐにゼイ
ゼイと喘鳴がして動悸がし、脈が浮である場合は、裏が虚しているのである。

　ここも男女は関係ない。つまり陰虚、すなわち津液不足と血虚である。

第5条　男子脈虚沈弦、無寒熱、短気、裏急、小便不利、面色白、時目瞑
兼衄、少腹満、此為労使之然。

（超意訳）
　　脈が沈虚弦で、寒証も熱証もなく、息切れ、下腹部痛、尿閉があり、顔色
は蒼白で、傾眠し、鼻血が出て、下腹が張っているのは、労病のためだ。

　気虚・血虚症状が書き連ねてあり、これぞ気血（陰陽）両虚の労病だ。「時目
瞑兼衄」は血圧低下 and/or 貧血でぼーっと意識が遠のくのである。

第6条　労之為病、其脈浮大、手足煩、春夏劇、秋冬瘥、陰寒精自出、酸
削不能行。

（超意訳）
　　労病では、脈は浮で尤大、手足はほてる。症状は春〜夏に劇しく、秋〜冬
に治る。陰部が冷えて精液が漏れたり、足腰に大変だるい痛みがあって歩け
なかったりする。

　本条では第5条と違って、熱証（手足煩）がみられる。ただし労病だから、
これは真寒仮熱と考える。「陰寒精自出、酸削不能行」は下半身の冷えによる症

状を描いている。なお、「精自出」は男性の現象だが、本条では「男子」がない。

第7条　男子脈浮弱而濇、為無子、精気清冷。

（超意訳）
　男性で、脈が浮弱で濇である場合は、虚労であり、子どもができない。精気が冷えているからである。

「男子〜」で労病の続きである。血痺病は「尊栄人」がなる病気なのであった。ここは精巣が冷えすぎている虚労の男性としたが、女性でも虚労で卵巣などが冷えれば、なかなか妊娠できないのは同じである。

第8条　夫失精家、少腹弦急、陰頭寒、目眩、髪落、脈極虚芤遅、為清穀亡血失精。

（超意訳）
　精液が漏れてしまう人は、下腹部が引き攣れ、亀頭が冷たく、めまいがして、髪が抜け、脈はきわめて虚で芤かつ遅であり、消化不良性下痢を起こし、血も精も喪失している。

　失精というのは意に反して精液が漏れてしまうもので、固摂不足すなわち気虚による。腎気虚だ。陰部の冷えは腎陽虚だ。血も衰えれば毛が抜ける[31]。脈は気血両虚、および陽虚を支持する。ひどい下痢は陽虚寒盛であり脾気虚による固摂不足である。気が頭まで上らないのでめまいがする。

---

[31] 髪は「血余」なので、血が不足すれば抜けやすくなる。

第9条　脈得諸芤動微緊、男子失精、女子夢交、桂枝竜骨牡蛎湯[32]主之。
【桂枝加竜骨牡蛎湯方】
桂枝、芍薬、生姜各三両、甘草二両、大棗十二枚、竜骨、牡蛎各三両。右
七味、以水七升、煮取三升、分温三服。

（超意訳）
　脈をどこで取っても芤で力がなく、動で定まらず、微細で、冷えているために緊であり、男性患者で失精がみられる場合や、女性患者で性交している夢をみるという場合には、桂枝加竜骨牡蛎湯がよい。
【桂枝加竜骨牡蛎湯】
　桂枝、芍薬、生姜各3両、甘草2両、大棗12個、竜骨、牡蛎各3両を7升の水に入れ、3升になるまで煮詰めたら、3等分し、1日3回温服する。

　桂枝加竜骨牡蛎湯は、桂枝湯に竜骨・牡蛎を単に足した処方だ。桂枝湯は「カゼグスリ」ではなく、調和営衛の処方である。竜骨・牡蛎は重鎮安神・平肝潜陽薬であるが、収斂固渋作用（汗や精液の漏れを防ぐ）もある。

第10条　【天雄散方】
天雄三両炮、白朮八両、桂枝六両、竜骨三両。右四味、杵為散、酒服半銭匕、日三服、不知、稍増之。

（超意訳）
【天雄散】
　炮じた天雄3両、白朮8両、桂枝6両、竜骨3両を粉末にし、酒で1回半銭匕を1日3回服用する。効果がなければ、少し増量して用いる。

---

[32] なお、条文では「桂枝竜骨牡蛎湯」だが、処方では「桂枝加竜骨牡蛎湯」となっていて、前者では明らかに「加」が抜け落ちている。この程度の間違いは、太古につくられた金匱ではもはや仕方がないか。他の篇にもしばしば見られる。

JCOPY 498-06930

　この条文には症状がないが、処方から類推すると、補腎陽・安神・固摂によって第 9 条までのような失精などの治療に用いられたのではないだろうか。

　天雄はトリカブトの根[33] であり、天雄散には強力な温補作用がある。

第 11 条　男子平人、脈虚弱細微者、善盗汗也。

> （超意訳）
>
> 　一見普通の人でも、脈が虚弱で微細である場合は、寝汗が多い。

　これまでの文脈から、虚労病だ。夜になると陰は裏へ潜り、陽が押し出される。このとき、虚労で衛気が弱いと汗を漏らしてしまう（固摂不足）。

第 12 条　人年五六十、其病脈大者、痺侠背行、苦腸鳴馬刀挟癭[34] 者、皆為労得之。

> （超意訳）
>
> 　50〜60 歳の人が、病気になって脈が大である場合に、背骨の両側が痺れ、腸がぐるぐると鳴って、腋窩リンパ節が三日月形に腫れ、頸部リンパ節も軒並み腫れていれば、これらは労によるものだ。

　本条では虚労なのだから、大脈は芤脈だろう。背骨の両側が痺れるのは、外邪が背中を直撃しているのだ。太陽膀胱経だろう。時代から、結核だろうか。

第 13 条　脈沈小遅、名脱気。其人疾行則喘喝、手足逆寒、腹満、甚則溏泄、

---

[33] 母根を烏頭、子根を附子といい、子根が生えていない細いものを天雄と呼ぶ。

[34] 馬刀＝昔の刃の幅が広い刀。癭＝頸部の腫瘤。「挟」ではなく「侠」とする本もある。

食不消化也。

（超意訳）
　脈が沈小遅である場合は気脱という。この人が早足で歩くとゼイゼイゴホゴホといい、手足は末端から冷える。腹が膨満し、ひどい場合は消化不良で水様便を出す。

　ここも男女関係なく、虚労だ。気が外に漏れ出た、著しい気虚だ。しかも脈遅は寒証である。陽気不足・陽虚だ。だから手足が冷える。喘鳴からは肺気虚・肺水腫がうかがわれ、未消化便排出をあわせると、脾腎陽虚である。

第14条　脈弦而大、弦則為減、大則為芤、減則為寒、芤則為虚、虚寒相搏、此名為革。婦人則半産漏下、男子則亡血失精。

（超意訳）
　脈が弦大である。弦＝減＝寒のことで、大＝芤大＝気血の虚であり、虚と寒がぶつかっている。この脈を革という。女性は流産や帯下、不正出血などを起こし、男性はひどい血虚で精液を漏らしてしまう。

　革脈は「ちょっと触れると硬く、押しつぶすと中は空っぽだった」という脈だ。これほど虚労で、しかも冷え切っていたら、不育症で流産しても不思議ではないし、男性なら「陰頭寒」などもあるのだろうと想像がつく。

第15条　虚労裏急、悸、衄、腹中痛、夢失精[35]、四肢痠痛、手足煩熱、

---

[35] 夢精だという本が多いが、私は「夢交・失精」と解釈した。第9条で「男子失精、女子夢交」、第14条で「婦人則半産漏下、男子則亡血失精」とあったように、男女問わずいえることだからだ。

JCOPY 498-06930

咽乾口燥、小建中湯主之。

【小建中湯方】

桂枝三両去皮、甘草三両炙、大棗十二枚、芍薬六両、生姜三両、膠飴一升、

右六味、以水七升、煮取三升、去滓、内膠飴、更上微火消解、温服一升、

日三服。

> （超意訳）
>
> 　虚労で渋り腹を起こし、動悸、鼻出血、腹痛がし、女性は性交の夢をみて、男性は無意識に精液が漏れ、四肢に疼痛があり、手足はほてり、咽は乾いている場合は、小建中湯がよい。
>
> 【小建中湯】
>
> 　去皮した桂枝3両、炙甘草3両、大棗12個、芍薬6両、生姜3両、膠飴1升を、7升の水に入れ、3升になるまで煮詰め、カスを除き、膠飴を入れて更にとろ火で煮て溶かしたら、1回1升を1日3回温服する。

　虚労で慢性的なテネスムスになっていれば、陰虚で虚熱があり、表は熱いが裏は冷えている、という状況になる。過敏性腸症候群（IBS）でよく見られる。膠飴というアメは甘薬として補脾にしっかり作用している。

第16条　虚労裏急、諸不足、黄耆建中湯主之。

> （超意訳）
>
> 　虚労で渋り腹を起こし、とにかく諸々のものが不足している場合は、黄耆建中湯がよい。

　「諸不足」だから、前条よりもっといろいろなものが不足していると捉える。

　処方は条文にはないが、条文の後ろに細かい字で「於小建中湯内、加黄耆一両半」と脚注がある。黄耆は補気、とくに固表止汗や利水消腫によい。

第17条　虚労腰痛、少腹拘急、小便不利者、八味腎気丸主之。

> （超意訳）
> 　虚労で腰痛があり、下腹部が引き攣れ尿が出にくい場合は、八味腎気丸がよい。

　虚労で特に腎気が虚している場合である。処方は「中風歴節病脈証并治第5」のところにある。

第18条　虚労諸不足、風気百疾、薯蕷丸主之。
【薯蕷丸方】
薯蕷三十分、当帰、桂枝、麹、乾地黄、豆黄巻各十分、甘草二十八分、人参七分、芎藭、芍薬、白朮、麦門冬、杏仁各六分、柴胡、桔梗、茯苓各五分、阿膠七分、乾姜三分、白斂二分、防風六分、大棗百枚為膏。右二十一味、末之、煉蜜和丸如弾子大、空腹酒服一丸、一百丸為剤。

> （超意訳）
> 　虚労で、いろんなものが不足していると、風邪によってさまざまな疾患に罹るから、薯蕷丸がよい。
> 【薯蕷丸】
> 　山薬30分、当帰、桂枝、麹、乾地黄、豆黄巻各10分、甘草28分、人参7分、川芎、芍薬、白朮、麦門冬、杏仁各6分、柴胡、桔梗、茯苓各5分、阿膠7分、乾姜3分、白斂2分、防風6分、大棗100個をペーストにしたもの、以上21味を混ぜ合わせて粉末にし、火で溶かした蜂蜜に混ぜ合わせ、銃弾大の丸剤にし、空腹時に酒で1回1丸を服用する。この材料で100丸ができる。

　これだけ入っていれば「諸不足」は補われるだろう。薯蕷はヤマイモ（山薬）である。麹は神麹で、豆黄巻とともに発酵食品である。補脾によい。白斂は苦辛・

 JCOPY 498-06930

微寒の生薬で、肝・心・脾などに帰経する清熱解毒薬である。

第 19 条　虚労、虚煩不得眠、酸棗湯主之。
【酸棗湯方】
酸棗仁二升、甘草一両、知母二両、茯苓二両、芎藭二両、深師有生姜二両。
右五味、以水八升、煮酸棗仁、得六升、内諸薬、煮取三升、分温三服。

> （超意訳）
> 　虚労で、虚のために胸騒ぎがして眠れない場合には、酸棗湯がよい。
> 【酸棗仁湯】
> 　酸棗仁 2 升、甘草 1 両、知母 2 両、茯苓 2 両、川芎 2 両、深師[36] には生姜 2 両を入れよとある。まず 8 升の水に酸棗仁を入れ、6 升になるまで煮詰めたら、他の薬を投入し、3 升になるまで煮詰める。これを 3 つに分けて 1 日 3 回温服する。

　肝陰虚があり、肝が昂ぶって寝られないのだ。だから酸棗湯（酸棗仁湯）では酸棗仁（酸味薬）で肝陰を補い、肝陰虚による虚煩が抑えられ、眠れるようにする。知母も煩熱を抑える。茯苓はここでは安神効果を狙っている。

第 20 条　五労虚極、羸痩腹満、不能飲食、食傷、憂傷、飲傷、房室傷、飢傷、労傷、経絡営衛気傷、内有乾血、肌膚甲錯、両目暗黒、緩中補虚、大黄䗪虫丸主之。
【大黄䗪虫丸方】
大黄十分蒸、黄芩二両、甘草三両、桃仁一升、杏仁一升、芍薬四両、乾地黄十両、乾漆一両、虻虫一升、水蛭百枚、蠐螬一升、䗪虫半升。右十二味、末之、煉蜜和丸小豆大、酒飲服五丸、日三服。

---

[36] 「深師方（僧深薬方）」という書物のこと。

　　さまざまな虚労が極限に達し、痩せ細って腹が膨満し、飲食できず、食べ過ぎ、心配し過ぎ、飲み過ぎ、性交し過ぎ、飢え過ぎ、働き過ぎ、経絡・営衛の気の損傷、などがあり、体内には陰虚による瘀血があり、皮膚はガサガサで、両眼に黒い隈がある。こういう場合は、脾胃を緩め虚を補う。大黄䗪虫丸がよい。

【大黄䗪虫丸】

　　蒸した大黄 10 分、黄芩 2 両、甘草 3 両、桃仁 1 升、杏仁 1 升、芍薬 4 両、乾地黄 10 両、乾漆 1 両、虻虫 1 升、水蛭 100 匹、蠐螬 1 升、䗪虫半升、の 12 味を粉末にし、火で溶かした蜂蜜と混ぜ合わせて小豆大の丸剤を作り、酒で 1 回 5 丸を 1 日 3 回服用する。

　　これは強力な活血化瘀剤である。虫薬 [37] がたくさん配合されている。蜂蜜で固めて丸剤にし、徐放剤のように効果をじわじわと出させるのである。しかし、どこが「緩中補虚」なのだろう。蜂蜜と甘草 3 両では補虚とはいえないだろう。

＜附＞

第 21 条　千金翼

【炙甘草湯】

一云復脈湯。治虚労不足、汗出而悶、脈結悸。行動如常、不出百日、危急者十一日死。

甘草四両炙、桂枝、生姜各三両、麦門冬半升、麻仁半升、人参、阿膠各二両、大棗三十枚、生地黄一斤。右九味、以酒七升、水八升、先煮八味、取三升、去滓、内膠消尽、温服一升、日三服。

　　千金翼

---

[37] 蠐螬（せいそう）はコガネムシの幼虫。䗪虫（しゃちゅう）はゴキブリの幼虫。

【炙甘草湯】

復脈湯と呼ぶこともある。虚労不足で、汗が出て悶え、不整脈や動悸がするものを治す。こういう患者は一見普通だが 100 日は持たない。危急な場合は 11 日で死亡する。

炙甘草 4 両、桂枝、生姜各 3 両、麦門冬半升、麻子仁半升、人参、阿膠各 2 両、大棗 30 個、生地黄 1 斤を用意する。酒 7 升＋水 8 升を混合したものに阿膠以外の 8 味を入れ、3 升になるまで煮詰め、カスを除く。これに阿膠を入れて完全に溶解させる。1 回 1 升を 1 日 3 回温服する。

炙甘草湯は補心気（炙甘草・桂枝・生姜・人参・大棗）・補心陰（麦門冬・麻子仁・人参・阿膠・生地黄）の処方である。補心陰作用には、虚熱を冷ます作用も含まれる。

第 22 条　肘後
【獺肝散】

治冷労。又主鬼疰一門相染。

獺肝一具、炙乾末之、水服方寸匕、日三服。

（超意訳）

肘後

【獺肝散】

熱のない労病を治す。また鬼疰[38] で家族内感染するものにもよい。

カワウソの肝臓 1 匹分を炙って乾燥させて粉末とし、1 回方寸匕 1 杯を水で 1 日 3 回服用する。

---

[38]『肘後備急方』の「治屍注鬼注方第 7」では、鬼疰は「鬼注」とあり、死体からも周囲に広がり家族全滅に至る病気で、霊（＝鬼）の仕業と思われていた。迷信である。

「冷労」というから、高熱の出ない結核のような感染症だったのだろうか。鬼
疰は家族内感染を起こすような、何か致死性の感染症であろう。

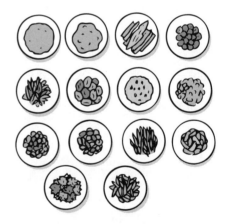

JCOPY 498-06930

肺痿肺癰咳嗽上気病脈証治第 7

第 1 条　問曰、熱在上焦者、因咳為肺痿。肺痿之病、何従得之。

師曰、或従汗出、或従嘔吐、或従消渇小便利数、或従便難又被快薬下利、重亡津液、故得之。

問曰、寸口脈数、其人咳、口中反有濁唾涎沫者何。

師曰、為肺痿之病。若口中辟辟燥、咳即胸中隠隠痛、脈反滑数、此為肺癰、咳唾膿血。脈数虚者、為肺痿。数実者、為肺癰。

（超意訳）

＜問＞

　熱が上焦にあると、咳が出続けて肺痿となります。なぜそうなるのでしょうか。

＜答＞

　発汗、嘔吐、消渇による頻尿、便秘で下剤を服用したための下痢などで、津液を著しく損なうからだ。

＜問＞

　寸脈が数で、咳をし、痰や唾液で口中が一杯になる場合は何病でしょうか。

＜答＞

　肺痿だ。

　口の中がカラカラに乾き、咳をすると胸にビンビン痛みが響き、脈が滑数である場合は肺癰だ。

　咳をして膿血痰を吐き、脈数虚である場合は肺痿だが、脈数実の場合は肺癰だ。

　肺痿と肺癰を取り上げている。肺痿は津液虚損によって起こる。上焦の熱は虚

熱だ。脈は当然、陰虚と虚熱を反映するだろう。これに対し肺癰は、脈が滑数だから実熱だ。

第2条　問曰、病咳逆、脈之、何以知此為肺癰。当有膿血、吐之則死、其脈何類。

師曰、寸口脈微而数、微則為風、数則為熱、微則汗出、数則悪寒。風中於衛、呼気不入、熱過於栄、吸而不出。風傷皮毛、熱傷血肺、風舎於肺、其人則咳、口乾喘満、咽燥不渇、多唾濁沫、時時振寒。熱之所過、血為之凝滞、蓄結癰膿、吐如米粥。始萌可救、膿成則死。

（超意訳）

＜問＞

　咳をする患者の脈をみたとき、どんな所見があれば肺癰とわかるのですか。肺癰の人は膿血痰を吐いて死ぬのですが、どんな脈を呈するのでしょうか。

＜答＞

　肺癰の人は寸脈が微数だ。微は風邪にやられたこと、数は熱を表す。微であれば汗が出るし、数であれば悪寒がする。

　風邪が営衛の衛に的中したとき、息を吐き出せば風邪の侵入を防げるが、熱邪が営よりも深く侵入すれば、これはもう吐き出せない。風邪は体表を、熱邪は血と肺を損傷する。

　風邪は肺に停留し咳が出る。口中は乾き、喘鳴し胸が詰まるが、咽はイガイガしても渇いておらず、痰を吐き、悪寒で震えることもある。

　熱が通過した部位では、血は凝滞し溜まって癰膿を形成し、米粥のような痰を吐く。

　肺癰の人は初期では救命できるが、膿を形成してしまったら死ぬ。

　質問者は肺癰の脈を尋ねているだけなのだが、師匠は肺癰の症状を細かに説明している。

JCOPY 498-06930

第 3 条　上気、面浮腫、肩息、其脈浮大、不治。又加利、尤甚。

（超意訳）
　気が上部に昇り、顔が浮腫み、肩で息をし、脈が浮大の場合は治らない。
下痢もあれば最悪だ。

　「上気」になる原因は、①肺の失調による粛降低下、②腎の失調による納気低
下である。また、脾の失調もあると、肺の失調と合わさり、全身への水液輸布が
低下浮腫になる。また、脾腎陽虚で身体を温煦できないと下痢になる。

第 4 条　上気、喘而躁者、属肺脹、欲作風水。発汗則癒。

（超意訳）
　気が上部に昇り、喘鳴がして落ち着かない場合は、肺脹であり、風水病が
起きつつある。これは発汗させれば治癒する。

　こんどは肺脹という病名が出てきた。このあたりで整理しよう。
- 肺痿＝他疾患により 2 次的に生じた肺陰虚と、これによる発熱＋咳。
- 肺癰＝風熱邪の侵入による血と肺の損傷。重症化しやすい。
- 肺脹＝気の体上部停滞。治しやすい。
　風水病とは「水気病脈証并治第 14」の冒頭に出てくる水気病の一種で、浮脈・
関節痛・悪風がある。麻黄湯で発汗させるか。

第 5 条　肺痿吐涎沫而不咳者、其人不渇、必遺尿、小便数、所以然者、以
上虚不能制下故也。此為肺中冷、必眩、多涎唾、甘草乾姜湯以温之。若服
湯已渇者、属消渇。
【甘草乾姜湯方】
甘草四両炙、乾姜二両炮。右咬咀、以水三升、煮取一升五合、去滓、分温

再服。

　肺痿（第1条）は陰虚熱証だ。本条でも多量の尿で陰は減っている。しかし
熱はない。むしろ「肺中冷」というから寒証だ。だから治療は甘草乾姜湯でよい。

第6条　咳而上気、喉中水鶏[39]声、射干麻黄湯主之。

【射干麻黄湯方】

射干十三枚一法三両、麻黄四両、生姜四両、細辛、紫苑、款冬花各三両、
五味子半升、大棗七枚、半夏大者洗八枚一法半升。右九味、以水一斗二升、
先煮麻黄両沸、去上沫、内諸薬、煮取三升、分温三服。

---

[39] 水鶏は、田鶏ともいうようだが、ウシガエルのことらしい。

JCOPY 498-06930

を入れて 3 升になるまで煮詰め、3 分割して、1 日 3 回温服する。

　射干は利咽清熱、紫苑は化痰止咳、款冬花は平喘止咳の作用をもつ。射干のみが寒性で、以下、麻黄、生姜、細辛、五味子、半夏の温肺化飲薬が並ぶ。

第 7 条　咳逆上気、時時唾濁、但坐不得眠、皂莢丸主之。
【皂莢丸方】
皂莢八両刮去皮用酥炙。右一味、末之、蜜丸梧子大、以棗膏和湯、服三丸、日三、夜一服。

> （超意訳）
> 　咳をして気が上部へ上がったきりになり、ときどき粘稠痰を喀出し、坐位をとらないと呼吸が苦しく眠れない場合は、皂莢丸がよい。
> 【皂莢丸】
> 　皮を削ぎ落とした皂莢 8 両を酒で炒めたものを、粉末にして蜂蜜と合わせてアオギリの実大にし、棗のペーストを溶いた湯で、1 回 3 丸を日中 3 回および夜 1 回服用する。

　皂莢とはサイカチの実のことで、辛温去痰薬である。

第 8 条　咳而脈浮者、厚朴麻黄湯主之。
【厚朴麻黄湯方】
厚朴五両、麻黄四両、石膏如鶏子大、杏仁半升、半夏半升、乾姜二両、細辛二両、小麦一升、五味子半升、右九味、以水一斗二升、先煮小麦熟、去滓、内諸薬、煮取三升、温服一升、日三服。

> （超意訳）

咳をして脈が浮である場合は、厚朴麻黄湯がよい。

【厚朴麻黄湯】

　厚朴5両、麻黄4両、鶏卵大の石膏、杏仁半升、半夏半升、乾姜2両、細辛2両、小麦1升、五味子半升を用意する。まず小麦を1斗2升の水に入れ、十分炊き上がったらカスを除き、他の薬を入れて3升になるまで煮詰め、1回1升を1日3回温服する。

　これは射干麻黄湯（第6条）と比較するとわかりやすい。射干麻黄湯は温性だったが、厚朴麻黄湯は石膏がドッサリ入っていて寒性である。小麦（浮小麦）は涼性の生薬で、清熱止汗作用がある。大量の石膏・小麦で肺熱を冷ますのだろう。

第9条　脈沈者、沢漆湯主之。

【沢漆湯方】

半夏半升、紫参五両、一作紫苑、沢漆三斤、以東流水五斗、煮取一斗五升、生姜五両、白前五両、甘草、黄芩、人参、桂枝各三両。右九味、㕮咀、内沢漆汁中、煮取五升、温服五合、至夜尽。

（超意訳）

　咳をして脈が沈である場合は、沢漆湯がよい。

【沢漆湯】

　半夏半升、紫参（紫苑の説もある）5両、沢漆3斤（5斗の水に入れて1斗5升になるまで煮詰めたもの）、生姜5両、白前5両、甘草、黄芩、人参、桂枝各3両を用意する。沢漆以外のものを細断し、沢漆汁に入れ、5升になるまで煮詰め、5合を温服し、当日中に飲み尽くす。

　本条文だけでは意味不明だ。これは第8条と合わせて一つの条文だったのだろう。主薬の沢漆は利水清熱作用をもち、肺に溜まった水を抜く。紫参は清熱解

JCOPY 498-06930

毒作用を、白前は化痰止咳作用をそれぞれもつ。

第 10 条　大逆上気、咽喉不利、止逆下気者、麦門冬湯主之。
【麦門冬湯方】
麦門冬七升、半夏一升、人参二両、甘草二両、粳米三合、大棗十二枚。右六味、以水一斗二升、煮取六升、温服一升、日三、夜一服。

（超意訳）
　気が非常に上逆し、咽喉がすっと通らず、咳で吸気ができない場合は、麦門冬湯がよい。
【麦門冬湯】
　麦門冬 7 升、半夏 1 升、人参 2 両、甘草 2 両、粳米 3 合、大棗 12 個を 1 斗 2 升の水に入れ、6 升になるまで煮詰め、1 回 1 升を 1 日 3 回温服し、夜にも 1 回服用する。

　麦門冬湯は、陰虚による乾性咳に用いられる。文頭の「大逆」は「火逆」の間違いだという人もいる。すると、陰虚火旺の治療剤であることが明らかになる。

第 11 条　肺癰喘不得臥、葶藶大棗瀉肺湯主之。
【葶藶大棗瀉肺湯方】
葶藶熬令黄色、搗丸如弾丸大、大棗十二枚。右先以水三升、煮棗取二升、去棗、内葶藶、煮取一升、頓服。

（超意訳）
　肺癰で喘いで、起坐呼吸をしている場合は、葶藶大棗瀉肺湯がよい。
【葶藶大棗瀉肺湯】
　葶藶子を黄色くなるまで炒って、搗き砕いて弾丸の大きさに丸めたもの、大棗 12 個を用意する。3 升の水に大棗を入れ、2 升になるまで煮詰め、大

棗のカスを除き、葶藶子を入れ、1升になるまで煮詰め、頓服する。

　葶藶子は瀉肺、すなわち肺から水を追い出す作用が強い。肺水腫のような状態に良さそうだ。葶藶大棗瀉肺湯はこのあとにも出てくる。葶藶子（マメグンバイナズナの種子）は、肺を瀉す。

第12条　咳而胸満、振寒脈数、咽乾不渇、時出濁唾腥臭、久久吐膿如米粥者、為肺癰、桔梗湯主之。

【桔梗湯方】

亦治血痺。桔梗一両、甘草二両、右二味、以水三升、煮取一升、分温再服、則吐膿血也。

　（超意訳）
　　咳があって胸が詰まった感じがし、悪寒で震え脈は数であり、咽は乾くが口渇はなく、悪臭を伴う痰を喀出することがあり、米粥のような膿を吐き続けている場合は、肺癰である。桔梗湯がよい。
　【桔梗湯】
　　血痺の治療にも用いる。桔梗1両、甘草2両を3升の水に入れ、1升になるまで煮詰め、2回に分けて温服する。すると膿血を喀出する。

　桔梗湯は利咽清熱するが、本条のような膿性痰を吐くような肺癰にはまず使わない。射干麻黄湯、厚朴麻黄湯や沢漆湯などと比べて軽過ぎる。むしろ第19条の桔梗白散が適している。順番を変更して第19条を先にみる。

第19条　外台

【桔梗白散】

治咳而胸満、振寒脈数、咽乾不渇、時出濁唾腥臭、久久吐膿如米粥者、為

肺癰。

桔梗、貝母各三分、巴豆一分去皮熬研如脂。右三味、為散、強人飲服半錢匕、羸者減之。病在膈上者、吐膿血。膈下者、瀉出、若下多不止、飲冷水一杯則定。

> （超意訳）
>
> 外台
>
> 【桔梗白散】
>
> 　桔梗、貝母各 3 分、去皮して炒った巴豆 2 分を研いで脂状にしたものを用意する。これらを粉末にし、丈夫な人は 1 回半錢匕、痩せた人は少なめに服用する。病が横隔膜よりも上にあれば膿血を吐き、横隔膜よりも下にあれば瀉下する。下痢が止む気配がなければ、冷水を 1 杯飲めば治まる。

　桔梗湯（第 12 条）とほぼ同じ条文である。桔梗に貝母（清化熱痰）・巴豆（峻下逐水）の 2 つが加わり、桔梗湯より強力だ。巴豆は熱薬なので、効き過ぎたら冷水で制御できる。

第 13 条　咳而上気、此為肺脹、其人喘、目如脱状、脉浮大者、越脾加半夏湯主之。

【越婢加半夏湯方】

麻黄六両、石膏半斤、生姜三両、大棗十五枚、甘草二両、半夏半升。右六味、以水六升、先煮麻黄、去上沫、内諸薬、煮取三升、分温三服。

> （超意訳）
>
> 　咳が出て気が上がったきりであれば、肺脹である。眼が飛び出しそうになるほど喘ぎ、脈が浮大である場合は、越脾加半夏湯がよい。
>
> 【越婢加半夏湯】
>
> 　麻黄 6 両、石膏半斤、生姜 3 両、大棗 15 個、甘草 2 両、半夏半升を用意する。まず麻黄を 6 升の水に入れて煮て、浮いた泡を除き、残りの薬を

　激しい咳が続き、苦しさのあまり眼を剥くのである。脈浮大ならば肺熱が旺盛なので、石膏で冷ますのである。麻黄・半夏で止咳もする。

第 14 条　肺脹咳而上気、煩燥而喘、脈浮者、心下有水、小青竜加石膏湯主之。

【小青竜加石膏湯方】

麻黄、芍薬、桂枝、細辛、甘草、乾姜各三両、五味子、半夏各半升、石膏二両。右九味、以水一斗、先煮麻黄、去上沫、内諸薬、煮取三升、強人服一升、羸者減之、日三服、小児服四合。

（超意訳）

　肺脹で咳が出て気が上がったきりで、激しく胸騒ぎがして喘鳴がし、脈浮であれば、心下に水があるのだ。小青竜加石膏湯がよい。

【小青竜加石膏湯】

　麻黄、芍薬、桂枝、細辛、甘草、乾姜各 3 両、五味子、半夏各半升、石膏 2 両を用意する。まず麻黄を 1 斗の水に入れて煮て、浮いた泡を除き、残りの薬を入れて 3 升になるまで煮詰め、頑丈な人は 1 回 1 升、痩せている人は少なめの量を 1 日 3 回服用する。小児は 1 回 4 合を服用する。

　表裏の水を化す小青竜湯に石膏が加わることは、肺熱もあることを示す。元から肺にあった水が化熱したのだ。石膏は清熱生津以外に、水を捌く作用ももつ。

＜附＞

第 15 条　外台

【炙甘草湯】

治肺痿涎唾多、心中温温液液者。方見虚労中。

JCOPY 498-06930

（超意訳）

【炙甘草湯】

　肺痿で薄い痰が多く、胸が熱くて気持ち悪く、痰がダラダラ流出してくる場合によい。処方は血痺虚労病脈証並治第 6 にある。

　肺痿は、種々の原因で陰虚となった場合に起こる上焦の虚熱証だった。また、咳＋口中反濁唾涎沫がある（第 1 条）。炙甘草湯は補陰（麦門冬・麻子仁・人参・阿膠・生地黄）作用があり虚熱を冷ますので、治療法として適切だ。

第 16 条　千金

【甘草湯】

甘草。右一味、以水三升、煮減半、分温三服。

第 17 条　千金

【生姜甘草湯】

治肺痿咳唾、涎沫不止、咽燥而渇。

生姜五両、人参三両、甘草四両、大棗十五枚。右四味、以水七升、煮取三升、分温三服。

　甘草は炎症を抑え、生姜は止咳する。基本的処方だ。省略する。

第 18 条　千金

【桂枝去芍薬加皂莢湯】

治肺痿吐涎沫。

桂枝、生姜各三両、甘草二両、大棗十枚、皂莢二枚去皮子炙焦。右五味、以水七升、微微火煮、取三升、分温三服。

　第 7 条でみたように、皂莢とは辛温去痰薬である。省略する。

第20条　千金

【葦茎湯】

治咳有微熱、煩満、胸中甲錯、是為肺癰。

葦茎二升、薏苡仁半升、桃仁五十枚、瓜弁半升。右四味、以水一斗、先煮
葦茎、得五升、去滓、内諸薬、煮取二升、服一升、再服当吐如膿。

> （超意訳）
>
> 　千金
>
> 【葦茎湯】
>
> 　咳と微熱があり、胸を掻きむしりたいほど苦しい肺癰を治す。
>
> 　葦茎2升、薏苡仁半升、桃仁50個、瓜弁半升を葦茎1斗の水に入れて煎
> じ、5升になるまで煮詰めたら、カスを除き、残りの薬を入れ、2升になる
> まで煮詰め、1回1升を服用する。2回飲めば膿のようなものを喀出する。

　「甲錯」は皮膚に使う表現だが、肺中がそれほど乾燥しているのだろう。膿性
血痰はあっても陰虚火旺のはずだから。葦茎（芦根）は清熱除煩作用がある。瓜
弁（冬瓜子）は清熱化痰・排膿作用がある。

第21条　肺癰胸満脹、一身面目浮腫、鼻塞清涕出、不聞香臭酸辛、咳逆上気、喘鳴迫塞、葶藶大棗瀉肺湯主之。

> （超意訳）
>
> 　肺癰で胸が詰まって苦しく、全身〜顔が浮腫で、鼻閉し透明鼻汁があり、
> 臭いがまったくわからず、咳が出て気が上逆し、喘鳴がして気道が塞がりそ
> うな場合は、葶藶大棗瀉肺湯がよい。

　全身に水が溢れ、鼻〜気道にも水が溢れている。葶藶大棗瀉肺湯（第11条）
で水を除去するが、金匱脚注には「小青竜湯（温肺化飲）をまず投与せよ」とあ
る。

JCOPY 498-06930

奔豚気病脈証治第8

第1条　師曰、病有奔豚、有吐膿、有驚怖、有火邪、此四部病、皆従驚発得之。

> （超意訳）
> 　奔豚、吐膿、驚怖、火邪、という4種類の病はすべて驚が原因で起こる。

　奔豚とは子豚（この時代の「豚」はイノシシだが）が素早く駆け回るイメージがあるが、ここでは何のことかわからない。吐膿、驚怖、火邪は何となくわかる。

第2条　師曰、奔豚病、従少腹起、上衝咽喉、発作欲死、復還止、皆従驚恐得之。

> （超意訳）
> 　奔豚病は、下腹部に始まって、上昇して咽喉を突きあげ、発作で死にそうなくらい苦しいが、やがて落ち着く。奔豚病はすべて驚が原因で起こる。

　奔豚病は精神的なショックが原因という。パニック発作だろうといわれている。

第3条　奔豚、気上衝胸、腹痛、往来寒熱、奔豚湯主之。
【奔豚湯方】
甘草、芎藭、当帰各二両、半夏四両、黄芩二両、生葛五両、芍薬二両、生姜四両、甘李根白皮一升。右九味、以水二斗、煮取五升、温服一升、日三

夜一服。

（超意訳）
　奔豚病で、気が胸を突き上げ、腹痛があり、悪寒発熱を繰り返す場合は、奔豚湯がよい。
【奔豚湯】
　甘草、川芎、当帰各2両、半夏4両、黄芩2両、生の葛根5両、芍薬2両、生姜4両、李根白皮1升を2斗の水に入れ、5升になるまで煮詰め、1回1升を1日3回＋夜1回、温服する。

　「往来寒熱」といえば少陽病だ。本条は、邪が少陽位にあり、ここから気を突き上げるのだろう。李根白皮（李根皮。スモモの根っこの皮部）は最後にあげられているが、寒薬で肝に帰経し、肝の鬱熱を冷まし、肝気の上衝を抑える。

第4条　発汗後、焼鍼令其汗、鍼処被寒、核起而赤者、必発賁豚、気従小腹上至心、灸其核上各一壮、与桂枝加桂湯主之。
【桂枝加桂湯方】
桂枝五両、芍薬三両、甘草三両炙、生姜三両、大棗十二枚。右五味、以水七升、微火煮取三升、去滓、温服一升。

（超意訳）
　発汗後、焼鍼でさらに発汗させると、刺鍼したところが寒を受け、皮膚が赤く隆起する場合は、必ず奔豚を起こす。気が下腹部から心へと昇るので、皮膚の盛り上がったところへ1壮ずつ灸をして、桂枝加桂湯を投与するのがよい。
【桂枝加桂湯】
　桂枝5両、芍薬3両、炙甘草3両、生姜3両、大棗12個を7升の水に入れ、3升になるまでとろ火で煮詰め、カスを除き、1升を温服する。

JCOPY 498-06930

　発汗→衛気虚に続いて寒邪侵入を受けたので、体内の気が衛気を助けに表へ向かう。これが現象としては奔豚（賁豚）となる。寒邪を処理するのは灸で、気を押し下げるのは桂枝加桂湯だ。増量した桂枝が気を押し下げる。

第 5 条　発汗後、臍下悸者、欲作賁豚、茯苓桂枝甘草大棗湯主之。
【茯苓桂枝甘草大棗湯方】

茯苓半斤、甘草二両炙、大棗十五枚、桂枝四両。右四味、以甘瀾水一斗、先煮茯苓、減二升、内諸薬、煮取三升、去滓、温服一升、日三服。甘瀾水法、取水二斗、置大盆内、以杓揚之、水上有珠子五、六千顆相逐、取用之[40]。

（超意訳）
　太陽病を発汗解肌させた後、臍の下部に動悸がする場合は、奔豚を発症しようとしているのだ。茯苓桂枝甘草大棗湯がよい。

【茯苓桂枝甘草大棗湯】
　茯苓半斤、炙甘草 2 両、大棗 15 個、桂枝 4 両を用意する。まず茯苓を 1 斗の甘瀾水に入れ、8 升になるまで煮たら他の薬を入れ、3 升になるまで煮詰め、カスを除き、1 升を 1 日 3 服温服する。甘瀾水（かんらん）とは、水 2 升を大きな盆に入れ、柄杓で何回もすくって落とし無数の泡を立てるのを繰り返したもの。

　奔豚発症前の段階を治療するのが茯苓桂枝甘草大棗湯だという。大棗は、補脾和胃以外に安神作用がある。甘麦大棗湯などにその例をみる。

---

[40] 医学的な意味はなく、普通の水で煎じればよい。

胸痺心痛短気病脈証治第 9

第 1 条　師曰、夫脈当取太過不及、陽微陰弦、即胸痺而痛、所以然者、責 其極虚也。今陽虚知在上焦、所以胸痺心痛者、以其陰弦故也。

（超意訳）
　脈診のときは、過剰・不足を見分ける。寸脈が微で尺脈が弦であれば、こ れは胸痺であり、胸が痛い。このような場合は、著しい虚を積極的に治療す る。
　この場合、寸脈が虚だから病は上焦にあり、心陽不足である。胸痺で心痛 があるから、尺脈が弦になるのだ。

　「太過不及」といえば、季節でも用いるが、ここでは身体の構成要素の過不足 を論じている。心陽の不足と、それによる陰寒旺盛がある。それでさらに陽気が 通じなくなり、血流が停滞し瘀血となって痛みが出ている。

第 2 条　平人、無寒熱、短気不足以息者、実也。

（超意訳）
　寒熱をとくに感じないので、一見普通の人のようではあるが、息切れがし て十分に呼吸ができないのは、実証である。

　実証というが、では何が実している（太過）のだろうか。ここは胸痺の章だ から、胸痺を起こすものだ。つまり「寒」が実しているのである。これは第 1 条で述べたとおりである。

JCOPY 498-06930

第 3 条　胸痺之病、喘息咳唾、胸背痛、短気、寸口脈沈而遅、関上小緊数、栝楼薤白白酒湯主之。
【栝楼薤白白酒湯方】
栝楼実一枚搗、薤白半斤、白酒七升。右三味、同煮取二升、分温再服。

（超意訳）
　胸痺では、喘息があり、咳をして痰を吐き出す。胸背痛があり、息切れがする。寸脈は沈遅であり、関脈は小緊数である。栝楼薤白白酒湯がよい。
【栝楼薤白白酒湯】
　砕いた栝楼仁 1 個、薤白半斤、白酒 7 升を合わせて、2 升になるまで煮詰める。2 分して、それぞれ温服する。

　これは心不全を起こして肺水腫が起きているのだろう。つまり胸痺というのは急性冠症候群であろう。「寸口脈沈而遅」は陽気が減っていること、「関上小緊数」は寒のために緊弦になっていることを示している。栝楼仁は化痰作用、薤白は通陽止痛作用、白酒は補陽作用を期待されているのであろう。

第 4 条　胸痺、不得臥、心痛徹背者、栝楼薤白半夏湯主之。
【栝楼薤白半夏湯方】
栝楼実一枚、薤白三両、半夏半斤、白酒一斗。右四味、同煮取四升、温服一升、日三服。

（超意訳）
　胸痺で、起座呼吸し、心の痛みが背にまで突き抜ける場合は、栝楼薤白半夏湯で治療する。
【栝楼薤白半夏湯】
　栝楼仁 1 個、薤白 3 両、半夏半斤、白酒 1 斗を合わせて、4 升になるまで煮詰める。1 回 1 升を 1 日 3 回服用する。

現在でいう狭心痛か心筋梗塞、あるいは解離性大動脈瘤だろうか。栝楼薤白白酒湯の薤白、白酒を増量して補陽通陽作用を増強し、また半夏も加えて化痰作用を強化してある。漢方よりも循環器内科を受診させよう。

第5条　胸痺、心中痞、留気結在胸、胸満、脇下逆搶心、枳実薤白桂枝湯主之。人参湯亦主之。
【枳実薤白桂枝湯方】
枳実四枚、厚朴四両、薤白半斤、桂枝一両、栝楼一枚搗。右五味、以水五升、先煮枳実、厚朴、取二升、去滓、内諸薬、煮数沸、分温三服。
【人参湯方】
人参、甘草、乾姜、白朮各三両。右四味、以水八升、煮取三升、温服一升、日三服。

（超意訳）
　胸痺で、心中が痞えるのは、寒気が胸に留まり痰と結合しているのだ。胸が充満し、脇下から心を突き上げられるような激痛がある場合は、枳実薤白桂枝湯がよい。人参湯がよい場合もある。
【枳実薤白桂枝湯】
　枳実4個、厚朴4両、薤白半斤、桂枝1両、搗き砕いた栝楼根1個、まず枳実と厚朴を5升の水に入れて、2升になるまで煮込んだら、カスを除き、他の薬を入れて数回沸騰させる。3等分し、1日3回温服する。
【人参湯】
　人参、甘草、乾姜、白朮各3両を8升の水に入れ、3升になるまで煮込み、1回1升を1日3回温服する。

　寒痰が気の流れを邪魔して気滞を生じ、激痛がする。枳実薤白桂枝湯は、栝楼根・薤白（化痰通陽）＋枳実・厚朴・桂枝（降気）、つまり、胸の寒痰を溶かしつつ下へ導いている。
　人参湯は温裏散寒の処方で陽を生み出す。枳実薤白桂枝湯が対症療法（瀉）な

JCOPY 498-06930

のに対し、人参湯は根本療法（補）である。

第 6 条　胸痺、胸中気塞、短気、茯苓杏仁甘草湯主之。橘枳姜湯亦主之。
【茯苓杏仁甘草湯方】
茯苓三両、杏仁五十個、甘草一両。右三味、以水一斗、煮取五升、温服一升、
日三服。
【橘枳姜湯方】
橘皮一斤、枳実三両、生姜半斤。右三味、以水五升、煮取二升、分温再服。

（超意訳）
　胸痺で、胸の中で気が塞がり、息切れがする場合は、茯苓杏仁甘草湯がよ
い。橘枳姜湯がよい場合もある。
【茯苓杏仁甘草湯】
　茯苓 3 両、杏仁 50 個、甘草 1 両を 1 斗の水に入れ、5 升になるまで煮込
んだら、1 回 1 升を 1 日 3 回温服する。
【橘枳姜湯】
　橘皮 1 斤、枳実 3 両、生姜半斤 5 升の水に入れ、2 升になるまで煮込ん
だら、2 分して、それぞれ温服する。

　茯苓杏仁甘草湯には温陽とか化痰といった作用はなく、利水だ。胸痺でも、「胸
中気塞、短気」で軽く済んでいるので、利水のみで対処できるのだろう。
　橘枳姜湯は、枳実と合わせて理気化痰作用がある。枳実・生姜は気を下ろす。
つまりこれも軽い降逆剤だが、利水作用はあまりない。

第 7 条　胸痺緩急者、薏苡附子散主之。
【薏苡附子散方】
薏苡仁十五両、大附子十枚炮。右二味、杵為散、服方寸匕、日三服。

（超意訳）

　胸痺で症状が起こったり止んだりする場合は、薏苡附子散がよい。

【薏苡附子散】

　薏苡仁15両、大きめの炮附子10個を杵で搗いて粉末にしたものを、1回方寸匕1杯を1日3回服用する。

　症状に波がある胸痺は、狭心症（不安定狭心症）であろう。病状は結構シビアだ。薏苡仁は去湿作用をもつが、何だか手ぬるい。附子は心陽を急いで補う。附子には強心作用もある。

第8条　心中痞、諸逆心懸痛、桂枝生姜枳実湯主之。

【桂姜枳実湯方】

桂枝、生姜各三両、枳実五枚。右三味、以水六升、煮取三升、分温三服。

（超意訳）

　心中が痞え、いろいろなものが上逆し、心を引っ張るような痛みがある場合は、桂枝生姜枳実湯がよい。

【桂姜枳実湯】

　桂枝、生姜各3両、枳実5個を6升の水に入れ、3升になるまで煮込んだら、1回1升を1日3回温服する。

　いずれも下向きのベクトルをもつ生薬からなり、痰を破って下ろす。橘皮や半夏がないことから痰も軟弱なのであろうし、桂枝は附子に比べれば補陽作用は弱いので、陽虚も前条ほどきつくはないのだ。

第9条　心痛徹背、背痛徹心、烏頭赤石脂丸主之。

【赤石脂丸方】

JCOPY 498-06930

蜀椒一両（一法二分）、烏頭一分炮、附子半両（一法一分）、乾姜一両（一法一分）、赤石脂一両（一法二分）。右五味、末之、蜜丸如梧子大、先食服一丸、日三服。

> （超意訳）
>
> 　心の痛みが背にまで突き抜け、背の痛みが心にまで突き抜ける場合は、烏頭赤石脂丸がよい。
>
> 【赤石脂丸】
>
> 　山椒 1 両（2 分という説もある）、炮じた烏頭 1 分、附子半両（1 分という説もある）、乾姜 1 両（1 分という説もある）、赤石脂 1 両（2 分という説もある）。これらを粉末にし、蜂蜜でアオギリの実大に丸め、食前に 1 回 1 丸を 1 日 3 回服用する。

　山椒・烏頭・附子・乾姜と、強い熱薬が並んでいる。心陽がとても不足している激烈な胸痹の患者へ使うのだろう。赤石脂は収渋作用があるので、陽気や生薬の効果を逃がさない意味で配合されているのだろうか。

第 10 条 【九痛丸】

治九種心痛。

附子三両炮、生狼牙一両炙香、巴豆一両去皮心熬研如脂、人参、乾姜、呉茱萸各一両。右六味、末之、煉蜜丸如梧子大、酒下、強人初服三丸。日三服。弱者二丸。兼治卒中悪、腹脹痛、口不能言。又治連年積冷、流注心胸痛、并冷衝上気、落馬墜車血疾等、皆主之。忌口如常法。

> （超意訳）
>
> 　九痛丸。心のあらゆる痛みを治す。
>
> 　炮附子 3 両、炙って香ばしくなった生狼牙 1 両、巴豆 1 両の皮を除き芯を炒り、擦り潰して脂状にしたもの、人参、乾姜、呉茱萸各 1 両。これらを粉末にして熱した蜂蜜に混ぜ、アオギリの実大に丸めたものを酒で飲み下

す。丈夫な人は初めに1回3丸を1日3回服用する。虚弱な人は2丸にする。

　また脳卒中、腹脹痛、構音障害を治す。また、長い間の冷えが重なり心に侵入して起こる胸痛を治す。寒冷の衝き上げ、馬や車から落ちてできた血腫なども治す。用法・用量を守ること。

　炮附子、巴豆、乾姜、呉茱萸は温薬だから、第7条や第9条のように寒→陽気の不通→痛み発生、を治療できる。狼牙（狼牙草）は清熱解毒＋消腫散結作用を持つ。あるいは本当にオオカミの牙だろうか？

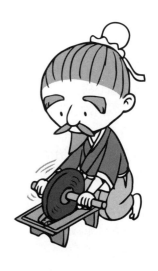

JCOPY 498-06930

腹満寒疝宿食病脈証治第 10

第 1 条 趺陽脈微弦、法当腹満、不満者必便難、両胠疼痛、此虚寒従下上也。
当以温薬服之。

> （超意訳）
> 　趺陽脈が微弦であれば腹満になる。腹満がなければ便秘が必発である。両
> 脇の下が痛むが、虚寒が下から上がってくるからだ。温薬を服用すると良い。

　趺陽脈（足背動脈）が微ということは、胃気が弱いのだ。腹満・便秘は胃気が
停滞しているのだ。脈弦は痛みか寒がある。両脇の下が痛むのは、ここを流れる
肝の疏泄失調を示す。寒さ撃退のために温薬を投与する。当然胃気を流すような
温薬になろう。そうすれば肝気は自然に流れはじめるはずだ。

第 2 条 病者腹満、按之不痛為虚、痛者為実、可下之。舌黄未下者、下之
黄自去。

> （超意訳）
> 　患者の腹が膨満し、押しても痛まない場合は虚である。痛む場合は実だか
> ら瀉下してよい。舌苔が黄色で便が出ない場合は、下せば黄苔は消える。

　腹満に虚実 2 通りがあり、実満は瀉下せよとある。虚満の治療法は書かれて
いない。黄苔は熱証で実満だから、瀉下してよいわけだ。

第3条　腹満時減、復如故、此為寒、当与温薬。

（超意訳）
　　腹満が軽減することもあり、元のように強くなることもある場合は、寒の仕業である。温薬を投与すべきである。

　腹満が出たり止んだりを繰り返す場合は、原因は寒だから温めよという。では持続する腹満はどうすればよいのだろうか。答えは第1条、第2条に書かれている。

第4条　病者痿黄、躁而不渇、胸中寒実而利不止者、死。

（超意訳）
　　患者がくすんだ黄色で、気分が落ち着かないけれども口渇がなく、胸の中に寒が満ち下痢が止まない場合は、やがて死亡する。

　皮膚が汚い黄色の場合は、脾が悪い。躁があるから熱証なのだが、口渇がないので、体全体としては熱証ではない。次に「胸中寒実」とあるから、これは虚熱証で陰盛である。そのために下痢が止まない。陽は体上部へ集中して躁になっている。これは陰陽離抉の直前で、凶兆だ。

第5条　寸口脈弦者、即脇下拘急而痛、其人嗇嗇悪寒也。

（超意訳）
　　患者の寸脈が弦であれば、脇の下が引き攣れて痛み、ゾクゾクと悪寒がする。

　第1条に似ているが、第1条は足陽明胃経脈で診ていたのに対し、本条は手

JCOPY 498-06930

の寸脈を診ている。第 1 条が裏（腑）でこちらは表を診ている。本条の「脇下拘急而痛」と第 1 条の「両胠疼痛」は同じだ。

第 6 条　夫中寒家喜欠、其人清涕出、発熱色和者、善嚏。

（超意訳）
　普段から身体が冷えている人は、よく欠伸をする。こういう人が感冒にかかると、透明鼻汁が出て、発熱しても顔色が悪くない場合は、よくクシャミをする。

　寒のために陽が上昇できないと「中寒家」は欠伸をする。その中寒家が透明鼻汁を出すから、寒邪襲表である。それをくしゃみで追い出そうとしている。自己治癒機転だ。

第 7 条　中寒、其人下利、以裏虚也、欲嚏不能、此人肚中寒。

（超意訳）
　身体が冷えて下痢をしている。裏の陽虚だ。くしゃみで邪を追い出そうにも、必要な気が不足していてできない。腹中にはすでに寒がいるのだ。

　ここでは、中寒家がカゼをひき、くしゃみで撃退できるほどの余力がもうなく、寒邪はすでに腹中に入って居座り、下痢が続いている。第 4 条の危険な状態に近い。

第 8 条　夫痩人繞臍痛、必有風冷、穀気不行、而反下之、其気必衝、不衝者、心下則痞也。

（超意訳）

　痩せた人の臍周囲に痛みがあれば、風寒の邪に襲われたのだ。このとき、食物から得た穀気は全身へ廻らず便も出にくくなるが、これを下してしまうと、風寒の気は必ず突き上げる。そうでなければ心下痞が起こる。

　痩せた人（＝気血両虚）が風寒邪に当たると、陰へ直中する。便秘は寒による腸蠕動の低下で、瀉下は誤治だ。だからこの場合の便秘の治療は温裏だ。気の上昇不足で心下痞があるが、これも理気より温裏で改善することが多い。

第9条　病腹満、発熱十日、脈浮而数、飲食如故、厚朴七物湯主之。
【厚朴七物湯方】
厚朴半斤、甘草、大黄各三両、大棗十枚、枳実五枚、桂枝二両、生姜五両。
右七味、以水一斗、煮取四升、温服八合、日三服。嘔者加半夏五合、下利去大黄、寒多者加生姜至半斤。

（超意訳）

　腹満で、発熱が 10 日続き、脈が浮数で食欲はある場合は、厚朴七物湯がよい。

【厚朴七物湯】

　厚朴半斤、甘草、大黄各 3 両、大棗 10 個、枳実 5 個、桂枝 2 両、生姜 5 両を 1 斗の水に入れて 4 升になるまで煮詰め、1 回 8 合を 1 日 3 回温服する。嘔吐する場合は半夏 5 合を加え、下痢する場合は大黄を除き、寒がる場合は生姜を半斤までならば加えてよい。

　発熱＋脈浮数から、まだ表に邪がいる。そこに腹満・食欲（＋）、痛み（－）だから、気滞であろう。だから解表＋降気でよく、厚朴七物湯となる。

JCOPY 498-06930

第10条　腹中寒気、雷鳴切痛、胸脇逆満、嘔吐、附子粳米湯主之。
【附子粳米湯方】
附子一枚炮、半夏半升、甘草一両、大棗十枚、粳米半升。右五味、以水八升、煮米熟湯成、去滓、温服一升、日三服。

> （超意訳）
> 　腹中に寒があり、ゴロゴロと鳴って、腹が切られるように痛み、胸脇部が下から突き上げるように腹満し、嘔吐する場合は、附子粳米湯がよい。
> 【附子粳米湯】
> 　炮附子1個、半夏半升、甘草1両、大棗10個、粳米半升を8升の水に入れ、米が粥状になるまで煮込んだら、カスを除き、1回1升を1日3回温服する。

　寒が腹中に居座り、胃気が降りていかないから、温める。附子で温め、半夏で嘔気を抑え、あとは補脾する。粳米を用いる必然性はないと思う。

第11条　痛而閉者、厚朴三物湯主之。
【厚朴三物湯方】
厚朴八両、大黄四両、枳実五枚。右三味、以水一斗二升、先煮二味、取五升、内大黄煮取三升、温服一升、以利為度。

> （超意訳）
> 　腹痛がして便が出ない場合は、厚朴三物湯がよい。
> 【厚朴三物湯】
> 　厚朴8両、枳実5個を1斗2升の水に入れ、5升になるまで煮詰めたら、大黄4両を入れて3升になるまで煮詰め、1升を温服する。便が出るまで続ける。

　腹痛＋便秘だが、激しいものではなく、瀉下禁忌でもなさそうだから、瀉下し

ている。大承気湯でよさそうなものだが、そうなってはいない。厚朴三物湯は、構成生薬は小承気湯と同じだが、厚朴・枳実が多く、理気重視である。

第12条 按之心下満痛者、此為実也、当下之、宜大柴胡湯。
【大柴胡湯方】
柴胡半斤、黄芩三両、芍薬三両、半夏半升洗、枳実四枚炙、大黄二両、大棗十二枚、生姜五両。右八味、以水一斗二升、煮取六升、去滓再煎、温服一升、日三服。

（超意訳）
　心下を押すと腹満感があり痛む場合は、実であり、瀉下する。大柴胡湯がよい。
【大柴胡湯】
　柴胡半斤、黄芩3両、芍薬3両、水に漬けて十分洗った半夏半升、炙った枳実4個、大黄2両、大棗12個、生姜5両を1斗2升の水に入れ、6升になるまで煮詰めたら、カスを除いてさらに3升になるまで煎じる。1回1升を1日3回温服する。

　心下満痛は実で下せばよい。大承気湯でよさそうだがそうなっていないのは、病変のある部位が「心下」だからであろう[41]。

第13条 腹満不減、減不足言、当須下之。宜大承気湯。
【大承気湯方】
大黄四両酒洗、厚朴半斤去皮炙、枳実五枚炙、芒硝三合。右四味、以水一斗、先煮二物。取五升、去滓、内大黄。煮取二升、内芒硝、更上火微一二沸。分温再服。得下、余勿服。

---

[41] 傷寒論では大柴胡湯を「嘔不止、心下急」のものに使っている。

（超意訳）
　腹が膨満し改善する気配がなく、改善してもほんの僅かでしかない場合は、直ぐに瀉下するのがよい。大承気湯がよい。
【大承気湯】
　酒で洗った大黄 4 両、皮を除いて炙った厚朴半斤、炙った枳実 5 個、芒硝 3 合を用意する。1 斗の水にまず厚朴と枳実を入れ、5 升になるまで煮たら、カスを除いて大黄を入れる。2 升になるまで煮詰めたら芒硝を入れ、1 〜 2 回沸騰させる。これを 2 分し、それぞれ温服する。便が出たらそこで服用を止める。

　詳細は書かれていないが、大承気湯だから、この腹満は実満で熱証であろう。「腹満不減」は、ただ観察していて変化がないというわけではなく、温めたり摩ったりしてみたけれども変わらないのだろう。

第 14 条　心胸中大寒痛、嘔不能飲食、腹中寒、上衝皮起、出見有頭足、上下痛而不可触近、大建中湯主之。
【大建中湯方】
蜀椒二合去汗、乾姜四両、人参二両。右三味、以水四升、煮取二升、去滓、内膠飴一升、微火煎取一升半。分温再服。如一炊頃、可飲粥二升、後更服。当一日食糜、温覆之。

（超意訳）
　心や胸中が冷えと激痛があり、嘔吐して飲食できず、腹中も冷え、冷えが衝きあげると腹壁が盛り上がり、まるで生物が中にいて頭足を突き出しているように見え、腹全体が痛く、触ることができないほどである。そのような場合は大建中湯がよい。
【大建中湯】
　山椒 2 合（表面の油を拭っておく）、乾姜 4 両、人参 2 両を 4 升の水に入

れ、2升になるまで煮たら、カスを除き、膠飴1升を入れ、とろ火で1升半になるまで煮る。これを2分し、それぞれ温服する。小一時間経ったころ、薄めの粥2升を飲ませてもよい。その後再度服用させる。翌日濃い粥を食べさせ、布団や着るもので温める。

　大建中湯は、腹中に寒が居座り、腸の動きが悪くなった状態に用いる。蜀椒（山椒）と乾姜で腹を温める。人参は、心下痞を通し補気・補脾も行う。膠飴は補脾・緩急で痛みを緩和する。

第15条　脇下偏痛、発熱、其脈緊弦、此寒也、以温薬下之。宜大黄附子湯。
【大黄附子湯方】
大黄三両、附子三枚炮、細辛二両。右三味、以水五升、煮取二升、分温三服。若強人煮取二升半、分温三服。服後如人行四五里[42]。進一服。

（超意訳）
　片腹が痛み、発熱があり、脈が緊弦であれば、寒の仕業であるから、温薬で下す。大黄附子湯がよい。
【大黄附子湯】
　大黄3両、炮附子3個、細辛2両を5升の水に入れ、2升になるまで煮詰め、3分割してそれぞれ温服する。丈夫な人には、2升半に煮詰まったところで火を止め、3分割してそれぞれ温服させる。まず1回服用させ、30分ほど経過したら、もう1回服用させる。

　脈は浮沈不明だが、「此寒也」だから沈だろう。するとこの「発熱」は実熱ではない。邪の正体は寒で、これを追い出すのだから、温めて下す。

---

[42] 当時の1里≒400m。つまり2kmほどを歩くくらいの時間だから、30分程度だろう。

 JCOPY 498-06930

第16条　寒気厥逆、赤丸主之。
【赤丸方】
茯苓四両、半夏四両洗（一方用桂）、烏頭二両炮、細辛一両（千金作人参）。
右四味、末之、内真朱為色、煉蜜丸如麻子大、先食酒飲下三丸、日再、夜
一服。不知、稍増之、以知為度。

（超意訳）
　寒冷が体内にあって、手足が冷え上がっている場合は、赤丸がよい。
【赤丸】
　茯苓４両、洗った半夏４両（桂枝とする説もある）、炮烏頭２両、細辛１
両（『千金要方』では人参）を粉末にし、朱砂を混ぜて赤くなったら、蜂蜜
と合わせて麻の実大に丸め、食前に酒で１回３丸を服用させる。日中にも
う一度、夜にさらにもう一度服用させる。効果がなければ少し増量し、効果
が出たところを適量とする。

　適応症がよくわからない。朱砂は硫化水銀 HgS で有毒だから用いてはならな
い。烏頭・細辛（＋桂枝）で温めるのはわかる。茯苓と半夏が加わり、水が絡む
病態に用いるものであろうが、これ以上はわからない。

第17条　腹痛、脈弦而緊、弦則衛気不行、即悪寒、緊則不欲食、邪正相搏、
即為寒疝。寒疝巡臍痛、若発則白汗出、手足厥冷、其脈沈弦者、大烏頭煎
主之。
【烏頭煎方】
烏頭大者五枚熬去皮不㕮咀。右以水三升、煮取一升、去滓、内蜜二升、煎
令水気尽、取二升。強人服七合、弱人服五合。不差、明日更服。不可一日
再服。

（超意訳）
　腹痛があり、脈は弦緊である。弦脈は外寒のために衛気が巡っておらず、

悪寒がする。緊脈は食欲がないことを表す。表と裏で邪気と正気が衝突し、寒疝が起こる。

　寒疝にかかり、臍周囲が痛み、汗が漏れ出て、手足が冷え上がり、脈が沈弦である場合は、大烏頭煎がよい。

【烏頭煎】

　大きめの烏頭を5個、熬って皮を除いておくが、細断しない。これを3升の水に入れ、1升になるまで煮詰めたら、カスを除き、蜂蜜2升を入れ、さらに煎じて水分を飛ばし2升にする。普段丈夫な人には1回7合を、普段虚弱な人には1回5合を服用させる。治らなければ、翌日に再度服用させる。1日に2回服用させてはいけない。

　ここから「寒疝」の話に入る。

　表では、寒邪が衛気を凌ぎ、悪寒が発生している。裏では寒邪が脾の働きを抑え食欲がない。全身表裏とも冷え切っているから、烏頭で温めればよい。

第18条　寒疝、腹中痛、及脇痛裏急者、当帰生姜羊肉湯主之。

【当帰生姜羊肉湯方】

当帰三両、生姜五両、羊肉一斤。右三味、以水八升、煮取三升、温服七合、日三服。若寒多者、加生姜成一斤。痛多而嘔者、加橘皮二両、白朮一両。加生姜者、亦加水五升、煮取三升二合服之。

（超意訳）

　寒疝で腹中が痛み、横腹も差し込むように激しく痛い場合は、当帰生姜羊肉湯がよい。

【当帰生姜羊肉湯】

　当帰3両、生姜5両、羊肉1斤を8升の水に入れ、3升になるまで煮詰め、1回7合を1日3回温服する。寒気が強い場合は、生姜の量を1斤にする。痛みが強くて嘔吐する場合は、橘皮2両、白朮1両を加える。生姜を増量

JCOPY 498-06930

する際には、煎じる水も 5 升多く加え、3 升 2 合になるまで煮詰め、これを 3 分割して 1 日 3 回温服させる。

前条のように寒疝ではあるが、本条では臍周囲だけでなく脇（少陽胆経・厥陰肝経の走行部位）に寒邪がいる。寒邪が肝経の流れを阻害し、生血できなくなっている。当帰生姜羊肉湯で補血し、また生姜で温めている。

第19条　寒疝、腹中痛、逆冷、手足不仁、若身疼痛、灸刺諸薬不能治、抵当 [43] 烏頭桂枝湯主之。
【烏頭桂枝湯方】
烏頭。右一味、以蜜二斤、煎減半、去滓、以桂枝湯五合解之、得一升後、初服二合。不知、即服三合。又不知、復加至五合。其知者如酔状、得吐者為中病。
【桂枝湯方】
桂枝三両去皮、芍薬三両、甘草二両炙、生姜三両、大棗十二枚。右五味、剉、以水七升、微火煮取三升、去滓。

（超意訳）
　寒疝で腹中が痛み、手足末端が冷えて感覚がなく、体のあちこちが痛く、灸・鍼・諸薬でも治せない場合は、抵当烏頭桂枝湯がよい。
【烏頭桂枝湯】
　烏頭を蜂蜜 2 斤に入れ、半量になるまで煮詰め、カスを除き、桂枝湯 5 合に溶かして 1 升にした後、まず 2 合を服用させる。効果がなければ追加して 3 合を服用させる。それでも効果がなければ、さらに追加して 5 合を服用させる。患者が酔っぱらったように感じて吐く場合は、病に薬が的中し

[43] 抵当というのは、「借金のカタ」と同じ意味だとすれば、ここで借りているものは何であろうか。ヒントは「諸薬不能治」である。

たのだ。

【桂枝湯】

　　皮を除いた桂枝３両、芍薬３両、炙甘草２両、生姜３両、細断した大棗
12 個を７升の水に入れて、微火で３升になるまで煮詰め、カスを除く。

　要は大烏頭煎と桂枝湯を混ぜたものである。烏頭煎が表裏の寒に対する治療薬
であったが、＋桂枝湯で、表寒により強い対応ができる。

第 20 条　其脈数而緊、乃弦、状如弓弦、按之不移。脈数弦者、当下其寒。
脈緊大而遅者、必心下堅。脈大而緊者、陽中有陰、可下之。

（超意訳）

　　脈が数緊である。緊脈は弦脈であり、弓の弦のように押さえても硬くぴん
と張って動かない脈だ。

　　脈が数弦ならば、内寒が実しているから、下すべきである。脈緊大で遅な
らば、心下は堅い。脈大緊ならば、陽中に陰寒が実して潜んでいるから、下
してよい。

　いくらか語句を補わないと意味不明なので、補った。つまり、実寒が内部に満
ちているということなので、これは下す、しかも温めながら、というのが正攻法
である。処方は書かれていないが、先に出た大黄附子湯あたりが適任だろう。

<附>
第 21 条　外台
【烏頭湯】
治寒疝腹中絞痛、賊風入攻五臓、拘急不得転側、発作有時、使人陰縮、手
足厥逆。

 JCOPY 498-06930

（超意訳）

　　烏頭湯

　　寒疝で、腹中がよじれるように痛み、邪が五臓に入りこれを攻撃し、全身
　が引き攣って寝返りが打てない。以上の症状が間欠的に起こり、陰嚢が縮み、
　手足が厥逆するものを治す。処方は中風歴節病脈証并治第 5 を参照のこと。

中風歴節病脈証并治第 5 で述べたのでそこを参照のこと。

第 22 条　外台

【柴胡桂枝湯方】

治心腹卒中痛者。

柴胡四両、黄芩、人参、芍薬、桂枝、生姜各一両半、甘草一両、半夏二合半、
大棗六枚。右九味、以水六升、煮取三升、温服一升、日三服。

（超意訳）

【柴胡桂枝湯】

　　胸～腹が突然痛くなったものを治す。

　　柴胡 4 両、黄芩、人参、芍薬、桂枝、生姜各 1 両半、甘草 1 両、半夏 2
　合半、大棗 6 個を 6 升の水に入れ、3 升になるまで煮詰め、1 回 1 升を 1
　日 3 温服する。

　柴胡桂枝湯は、傷寒で寒が表から裏へ入っていくときに、少陽で邪正の闘争が
起きて往来寒熱をきたし、表証も残っているときに用いる。金匱では寒疝の治療
薬として登場している。寒疝は表と裏で邪気と正気が衝突して起こる。だから本
条でも、傷寒論の理屈をそっくり転用できる。

第23条　外台
【走馬湯】
治中悪心痛腹脹、大便不通。
巴豆二枚去皮心熬、杏仁二枚。右二味、以綿纏槌令砕、熱湯二合捻取白汁、
飲之当下。老小量之。通治飛尸鬼撃病。

（超意訳）
【走馬湯】
　悪いものに当たり、心痛み、腹脹があり、便秘するものを治す。
　杏仁2個、巴豆2個（皮と種を除いて熬ったもの）を、綿で包んで槌で
砕き、熱湯2合に浸けて捻り取った白汁を飲ませて瀉下させる。老人や小
児は量を減らす。飛尸鬼撃病を通下して治す。

　飛尸鬼撃病は、得体のしれない、霊の仕業というしかない、急に起こる激しい
疼痛・出血などを呈して死に至る病である。実際には何かの急性感染症または中
毒症ではないか。

第24条　問曰、人病有宿食、何以別之。
師曰、寸口脈浮而大、按之反濇、尺中亦微而濇、故知有宿食、大承気湯主之。

（超意訳）
＜問＞
　病人を診て、宿食があるかどうか、どうやって見分けるのですか。
＜答＞
　寸脈が浮大で、重按で反って濇で、尺脈も微濇であれば、宿食があること
がわかるから、大承気湯がよい。

　ここから宿食病の話になる。
　宿食＝食積（しょくしゃく）と考えてよい。食べカスや、未消化の食物が体内に停滞して悪さ

をきたす。要は排出させればよい。大部分は胃腸にあるから、瀉下でよい。

第 25 条　脈数而滑者実也、此有宿食、下之癒、宜大承気湯。

（超意訳）
　脈が数滑であれば、実で、宿食があるから下せば治る。大承気湯がよい。

第 26 条　下利不欲食者、有宿食也、当下之、宜大承気湯。

（超意訳）
　下痢して食べたがらない場合は、宿食があるから下す。大承気湯がよい。

　宿食がなければ、下痢すると腹が空っぽになるので、何か食べたくなるはず、そうでなければ何かがまだ詰まっている、と判断しているわけだ。

第 27 条　宿食在上脘、当吐之、宜瓜蒂散。
【瓜蒂散方】
瓜蒂一分熬黄、赤小豆一分煮。右二味、杵為散、以香豉七合煮取汁、和散一銭匕、温服之。不吐者、少加之、以快吐為度而止。

（超意訳）
　宿食が上腹部にあれば、吐かせればよい。瓜蒂散がよい。
【瓜蒂散】
　炒って黄色くなった瓜蒂 1 分、煮た赤小豆 1 分を混ぜて杵で搗いて粉末にし、その一銭匕を、香豉 7 合を煮た汁で温服する。それでも吐かない場合は増量し、十分吐いた時点で服薬を止める。

宿食も胃にある場合は、下さずに吐かせたほうが早い。吐法の代表的処方だ。

第28条　脈緊如転索無常者、有宿食也。

（超意訳）
　脈が緊で、撚ったロープのようで、珍しい脈の場合、宿食があるのだ。

第29条　脈緊、頭痛風寒、腹中有宿食不化也。

（超意訳）
　脈が緊で、頭痛がして風があたると寒い場合は、腹中に宿食がある。

　この緊脈は傷寒を思わせるが、浮とは書かれていない。平もしくは沈であろう。表証はあるけれども、これは傷寒ではない。宿食によるものだという。

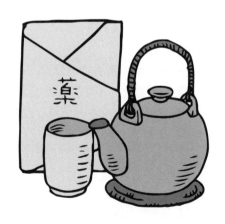

JCOPY 498-06930

五臓風寒積聚病脈証并治第 11

第 1 条　肺中風者、口燥而喘、身運而重、冒而腫脹。

（超意訳）
　肺が風に冒された場合は、口が渇く一方で気道がゼイゼイといい、身体が
回るように感じてしかも重たく、頭がぼうっとして体が浮腫になる。

　風に冒されれば表は大体は乾く。肺機能が侵されれば呼吸はしづらいし、脾と
共同で行う水液輸布が失調し、体内に湿がたまり、頭もぼうっとする。

第 2 条　肺中寒、吐濁涕。

（超意訳）
　肺が寒に冒されると、濁った鼻汁を出したり痰を吐いたりするようになる。

　寒は津液の流れを停滞させ、寒痰を生じる。それが鼻から、口から、吐き出さ
れるわけだ。特に説明は要らないだろう。

第 3 条　肺死臓、浮之虚、按之弱如葱葉、下無根者死。

（超意訳）
　肺が廃絶してしまい、脈は浮虚弱で、中空の葱を押さえているように触れ、
さらに深い位置では全く触れないと、この患者は死ぬのである。

押し潰すとペコペコな芤脈だ。中が空で、気も陰も圧倒的に不足しているのである。これでは命はもたない。

第4条　肝中風者、頭目瞤、両脇痛、行常傴、令人嗜甘。

（超意訳）
　肝が風に冒されると、頭や眼瞼がピクピクと痙攣し、両脇が痛み、歩くときは常に前屈みになる。この患者は甘いものを欲しがる。

　肝は筋膜を主るから上記のような症状が出る。両脇は厥陰肝経の走行部位だ。
　甘い味は「緩」に繋がり、肝の司る筋膜（横隔膜）を弛める。患者はおのずと甘味を欲するわけだ。

第5条　肝中寒者、両臂不挙、舌本燥、喜太息、胸中痛、不得転側、食則吐而汗出也。

（超意訳）
　肝が寒に冒されると、両腕が上がらなくなり、舌根は乾燥し、しばしば深い息をし、胸が痛み、寝返りが打てず、食べるとすぐに吐いてしまい、汗が出る。

　ここでは肝が冷えている。「両臂不挙」以外はストレスによる症状だとピンとくるだろう。では「両臂不挙」は、五十肩のように上腕の可動域が狭くなっているのか、あるいは筋力が脱力しているのか。

第6条　肝死臓、浮之弱、按之如索不来、或曲如蛇行者死。

（超意訳）

　肝が廃絶してしまい、脈は浮弱、重按では細く縒り合わせた紐のように弦で、脈がこないか、あるいは蛇行していると、この患者は死ぬ。

　第3条では肺の廃絶→死の話であったが、こんどは肝だ。どちらも『素問』のいうところの「真臓脈」であり、これが外に現れてしまうと、生命の危機だ。

第7条　肝着、其人常欲踏其胸上、先未苦時、但欲飲熱、旋復花湯主之。

（超意訳）

　肝着になった人は、胸が苦しくて上から踏みつけてほしいと必ずいい、まだ苦しくないうちは、ただ熱いものを飲みたがるので、旋復花湯を投与するのが良い。

　「肝着」は「寒」がくっ付いているので冷える。「肝著」と書くことも多い。旋復花湯は、旋復花・葱白・新絳からなる。旋復花（オグルマ）は軟堅止嘔・止咳平喘・利水作用をもつ辛温薬である。葱白は補陽解表作用がある。新絳（活血通経薬）は、茜草で染めた糸のことだ。処方全体で温経活血作用をもつ。

第8条　心中風者、翕翕発熱、不能起、心中飢、食即嘔吐。

（超意訳）

　心が風に冒されると、急激に発熱し、起き上がることができず、空腹感がするものの、何か食べるとすぐに嘔吐してしまう。

　心は臓のなかでも陽が勝っていて、風がくると一気に陽が増え、熱証となりやすいのだろう。陽が心で暴れるので、飢餓感が激しくなる。しかしそこには風邪

が居座っているので、食べると吐いてしまうのだろう。

第9条　心中寒者、其人苦病心如噉蒜状、劇者心痛徹背、背痛徹心、譬如蠱注、其脈浮者、自吐乃癒。

> （超意訳）
> 　心が寒に冒されると、患者はまるでニンニクを食べたように苦しむ。激しい場合は、まるで胸を虫に食われているように、心の痛みが背中へ、あるいは背中の痛みが心へ突き抜けるように痛む。脈が浮である場合、自然と嘔吐して治る。

　こんなに激しい苦痛でも、脈が浮ならば、邪が表付近にいるということなので、発汗させても良さそうだが、嘔吐が誘発されて、自然と治療が完結してしまうという。

第10条　心傷者、其人労倦、即頭面赤而下重、心中痛而自煩、発熱、当臍跳、其脈弦、此為心臓傷所致也。

> （超意訳）
> 　心が損傷を受けたら、過労やストレスによって、顔が真っ赤になり下半身は重だるくなり、胸痛がして胸騒ぎがし、発熱があり、臍のあたりが拍動して見え、脈は弦である。

　この編で、臓が「傷」を受けた場合の記載があるのは、心だけである。肝傷者、脾傷者…は本来あるはずだが、書かれていない。何だかなあ、と思うが、しかたがない。次へ行こう。

 JCOPY 498-06930

第11条　心死臓、浮之実、如麻豆、按之益躁疾者死。

> （超意訳）
> 　心が廃絶し、浮脈は実で、麻豆のようにコロコロと触れるが、重按ではますます落ち着きがない脈で速くなる場合は、死ぬ。

　これは心の「真臓脈」だ。こういう「素」の脈が表れるということは、すなわち守り覆うものがないので、危機的だ。

第12条　邪哭使魂塊不安者、血気少也。血気少者属於心。心気虚者、其人則畏、合目欲眠、夢遠行而精神離散、魂魄妄行。陰気衰者為癲。陽気衰者為狂。

> （超意訳）
> 　泣き叫ぶように喚く精神不安定者は、血が少ない。血が少ないのは心の異常だ。
> 　心の機能が低下している人は、異常に怖がり、眠ろうとし、夢の中で遠くへ行こうとして、精神が分裂し著しく不安定になる。
> 　心の陰気が衰えればてんかんを起こし、心の陽気が衰えれば発狂する。

　「心気虚者」は血が足りないわけで、気を制御できないから、気が激動する。癲狂とは『霊枢』にもあるが、「てんかん＋精神病」である。陰虚がてんかんを、陽虚が精神病を起こすと書いてあるが、卓見だ。器質異常＝血の異常、機能異常＝気（狭義）の異常と看破しているのだ。

第13条　脾中風者、翕翕発熱、形如酔人、腹中煩重、皮目瞤瞤而短気。

> （超意訳）

脾が風に冒された場合は、急に発熱し、顔が赤くぽーっとのぼせて酔っぱらったような様子になり、腹の中がざわざわして重たく感じ、瞼がぴくぴくと痙攣し、息切れする。

今度は脾が風に冒されたケースである。次へ行こう。

第14条　脾死臓、浮之大堅、按之如覆杯、潔潔状如搖者死。

（超意訳）
　脾が廃絶し、脈が浮大堅であり、重按でもカチカチに堅く、コトコトと揺れ、まるで伏せた盃に触れているような脈である場合は、死ぬ。

　こんどは脾の死臓だ。この脈も「真臓脈」である。脈浮大堅で堅いのは外側だけ、ちょうど盃を伏せたように中身は空っぽというのだ。

第15条　趺陽脈浮而濇、浮則胃気強、濇則小便数、浮濇相搏、大便則堅、其脾為約、麻子仁丸主之。
【麻子仁丸方】
麻子仁二升、芍薬半斤、枳実一斤、大黄一斤、厚朴一尺、杏仁一升。右六味、末之、煉蜜和丸梧子大、飲服十丸、日三、以知為度。

（超意訳）
　趺陽の脈が浮濇である。浮は胃気が強いことを、濇は頻尿をそれぞれ表し、浮と濇がぶつかり、脾が制約を受けているので大便は硬い。麻子仁丸がよい。
【麻子仁丸】
　麻子仁2升、芍薬半斤、枳実1斤、大黄1斤、厚朴1尺、杏仁1升を挽いて粉末にし、蜂蜜と合わせてアオギリの実大の丸剤に煉り、1回に10個

JCOPY　498-06930

を1日3回服用する。効果があればそこで治療を終える。

　趺陽脈が浮濇ということは、胃気は強いが陰虚である。濇の理由は頻尿である。すると大便に回る水分が不足し、便は固くなる。脾約というのは、脾が他の要因によって活動を制約・束縛されているということである。

第16条　腎着之病、其人身体重、腰中冷、如坐水中、形如水状、反不渇、小便自利、飲食如故、病属下焦、身労汗出、衣裏冷湿、久久得之、腰以下冷痛、腹重如帯五千銭、甘姜苓朮湯主之。
【甘草乾姜茯苓白朮湯方】
甘草、白朮各二両、乾姜、茯苓各四両。右四味、以水五升、煮取三升、分温三服、腰中即温。

（超意訳）
　腎着病になると体が重く、まるで冷水中に座っているように腰が冷え、身体は水腫のように見えるが口渇がなく、尿は普通に出て、飲食も普通にできる。
　腎着病は下焦に属し、すぐ疲れて汗が出やすくなり、服の内側が汗で湿って冷たくなる。
　慢性化すると、腰以下が冷えて痛み、腹周りに硬貨をたくさん提げているように重く感じる。甘姜苓朮湯がよい。
【甘草乾姜茯苓白朮湯】
　甘草、白朮各2両、乾姜、茯苓各4両を5升の水に入れ、3升になるまで煮詰める。3つに分けて1日3回温服する。すぐに腰が芯から温まってくる。

　「腎着」（これも「腎著」と書くことが多い）というのは、肝着（第7条）のように「寒」がくっ付いている。苓姜朮甘湯のキーワードは「腹重如帯五千銭」

である。ズッシリ重たいだろう。

第17条　腎死臓、浮之堅、按之乱如転丸、益下入尺中者死。

（超意訳）
　腎が廃絶し、脈が浮堅であり、重按では転がる玉のように乱れ、それが尺にまで及ぶと、死ぬ。

　腎の死臓だ。これも「真臓脈」である。尺は腎の状態を触れる位置である。

第18条　問曰、三焦竭部、上焦竭善噫、何謂也。
師曰、上焦受中焦気未和、不能消穀、故能噫耳。下焦竭、則遺溺失便、其気不和、不能自禁制、不須治、久則癒。

（超意訳）
＜問＞
　三焦の機能低下について、上焦がそうなるとゲップが出るというのは、どういうことでしょうか。
＜答＞
　上焦は中焦から気を受ける。中焦の機能低下で食物を消化できなくなると、中焦は上焦へ気を送れず、上焦も機能低下し、中焦を制御できなくなりゲップが出る。
　同様に、下焦の機能低下で糞尿を垂れ流すが、下焦が上焦へ気を送れず、上焦も機能低下し、下焦を制御できなくなる。
　下焦の治療をしなくても、上焦の機能が整えば、やがて治る。

　条文では「上焦竭」、「下焦竭」はあるが「中焦竭」がない。たぶん端折ってある。中焦は脾胃で、飲食物の消化吸収にあたるので、中焦の機能低下ではすべて

JCOPY 498-06930

がダウンする。

第19条 師曰、熱在上焦者、因咳為肺痿。熱在中焦者、則為堅。熱在下焦者、則尿血、亦令淋秘不通。大腸有寒者、多鶩溏、有熱者、便腸垢。小腸有寒者、其人下重便血、有熱者、必痔。

（超意訳）
　熱が上焦にあれば咳をし、やがて肺痿病になる。
　熱が中焦にあれば熱が便から水分を奪い、大便は堅くなる。
　熱が下焦にあれば血尿が出たり、尿が出にくくなり、尿閉になったりする。
　大腸に寒があれば、通常の便と水様便が混じったアヒルの便のようになる。
　大腸に熱があれば膿血便が出る。小腸に寒があれば下血がある。
　小腸に熱があれば痔が必発する。

　補足すると、「小腸有寒」で血便が出るのは、寒によって固摂（気）不足し出血するのである。書かれてはいないが、寒証の血尿も同じ理屈で説明できる。

第20条 問曰、病有積、有聚、有穀気、何謂也。
師曰、積者臓病也、終不移。聚者府病也、発作有時、展転痛移、為可治。穀気者脇下痛、按之則癒。復発、為穀気。諸積大法、脈来細而附骨者、乃積也。寸口、積在胸中、微出寸口、積在喉中。関上、積在臍傍、上関上、積在心下、微下関、積在少腹。尺中、積在気衝、脈出左、積在左、脈出右、積在右、脈両出、積在中央。各以其部処之。

（超意訳）
＜問＞
　病に積、聚、穀気があるというのですが、これはどういうことでしょうか。
＜答＞

積は臓病で、固定痛があり治しにくい。聚は腑病で、発作的に起こり疼痛は移動性で治療可能だ。穀気は脇下が痛み、揉んでやると癒えるが再発もある。

　　積にはいろいろあるが、脈が重按で沈細であれば積だ。この脈が、寸でみられれば、積は胸中にある。寸より少し末梢寄りでみられれば喉中にある。関でみられれば臍傍にある。関よりも寸寄りでみられれば心下にある。関よりも少し尺寄りでみられれば少腹（下腹部）にある。尺でみられれば気衝（陰部）にある。左手でみられれば積は左側に、右手でみられれば右側に、両手でみられれば中央にある。

　　このように積はいろんな部位にあるので、治療もそれに応じて変わる。

　積、聚、穀気という3種類の病気について質問がなされ、積についてはくわしく回答がなされている。他の2つについては省略されている。

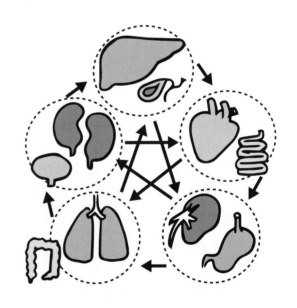

JCOPY 498-06930

痰飲咳嗽病脈証并治第12

第1条　問曰、夫飲有四、何謂也。
師曰、有痰飲、有懸飲、有溢飲、有支飲。
問曰、四飲何以為異。
師曰、其人素盛今痩、水走腸間、瀝瀝有声、謂之痰飲。飲後水流在脇下、
咳唾引痛、謂之懸飲。飲水流行、帰於四肢、当汗出而不汗出、身体疼重、
謂之溢飲。咳逆倚息、短気不得臥、其形如腫、謂之支飲。

（超意訳）
＜問＞
　飲病には4種類あるそうですが、どのようなものですか。
＜答＞
　痰飲、懸飲、溢飲、支飲がそれだ。
＜問＞
　4つの飲はどこがどう異なるのですか。
＜答＞
　元来健康な人が痩せ、水が腸間を駆け巡りグルグル鳴るのが、痰飲だ。
　水を飲んだ後、横隔膜付近に溜まり、咳をすると薄い痰を吐き胸が引きつ
れて痛むのが、懸飲だ。
　飲んだ水が手足に流れ込み、汗を出そうとしても出ず、体中が重だるく痛
むのが、溢飲だ。
　咳をすると苦しくて何かにもたれかかり、息切れがして起座呼吸をし、顔
がむくんでいるのが、支飲だ。

痰飲は消化不良の水様性下痢、懸飲は胃に水が溜まった状態、溢飲は四肢〜全

身の浮腫、支飲は肺水腫（右心不全？）のような病態である。

第2条　水在心、心下堅築、短気、悪水、不欲飲。水在肺、吐涎沫、欲飲水。水在脾、少気身重。水在肝、脇下支満、嚏而痛。水在腎、心下悸。

（超意訳）
　水が心に溜まっていれば、心下が痞鞕して拍動を触れ、息切れがし、水をみるだけで嫌になり、まったく飲みたがらない。
　水が肺に溜まっていれば、水様性の痰を喀出し、水を欲しがる。
　水が脾に溜まっていると、ぼそぼそと元気がない声で話し、身体が重だるい。
　水が肝に溜まっていると、横隔膜付近が痞えて苦しく、くしゃみをするとそこがビーンと痛む。
　水が腎に溜まっていると、心下に動悸を触れる。

　第1条で飲病には4種類あるといっておきながら、第2条では不親切なことに「痰飲とはこんなふうで…、懸飲とはこんなふうで…」というふうに書かれていない。五臓のどこに水がたまるとどういう症状をきたすかが、書いてある。

第3条　夫心下有留飲、其人背寒冷、如手大。

（超意訳）
　心下に飲が停滞していると、背中で掌の面積くらいの部分が冷える。

　ずいぶん狭いエリアが冷えているものだ。どの辺りかというと、心下のちょうど背側あたりだろう。腰よりも上だ。

第4条　留飲者、脇下痛引欠盆、咳嗽則輒已。

（超意訳）
　　飲が横隔膜付近に停滞していると、欠盆穴のあたりまで引きつる痛みがあり、咳をするごとに改善する。

　第2条ではくしゃみをしたら痛みが走ったのに対し、ここでは真逆になっている。じつは条文の後に「一作転甚（悪化する、という説もある）」という注釈がある本もあり、こちらが正しいだろう。

第5条　胸中有留飲、其人短気而渇、四肢歴節痛、脈沈者有留飲。

（超意訳）
　　胸の中に飲が停滞していると、息切れと口渇がし、四肢の関節が痛むが、脈が沈だから、これは留飲だと診断できる。

　胸中留飲は第2条で述べたように、水を普通に欲しがる。短気と四肢痛があるから、これは肺と脾に留飲がある。湿邪の外感であれば脈は浮滑だが、沈脈だから外感ではない。

第6条　膈上病、痰満喘咳吐、発則寒熱、背痛腰疼、目泣自出、其人振振身瞤劇、必有伏飲。

（超意訳）
　　患者の横隔膜の上あたりに病があれば、痰が充満して喘鳴がし、咳や嘔吐があり、激発すると悪寒発熱が出て腰背部に疼痛が出現し、涙が出るほど苦しがり、激しく震える場合は、必ず伏飲が隠れている。

伏飲とは普段から「膈上」に飲が潜伏しているのだろう。何かの拍子にこれが暴発して、激烈な症状をきたすのである。

第7条　夫病人飲水多、必暴喘満。凡食少飲多、水停心下、甚者則悸、微者短気。脈双弦者寒也、皆大下後裏虚、脈偏弦者飲也。

（超意訳）
　飲病の人が水を飲みすぎると、必ず喘鳴と胸満感が突然起こる。普段少食な人は水分を取りすぎる傾向があり、水が心下に溜まっていることが多く、症状が激しいと動悸がし、軽くても息切れがする。
　両手の脈とも弦であれば寒証で、激しい下痢の後に起こる陽虚を表す。片方の手の脈が弦であれば、これは飲病である。

まず、「〜微者短気」まではよいだろう。「脈偏弦者飲也」は邪の偏在を表し、偏在できる邪といえば、飲である。留飲である。「脈双弦者寒也」は、寒であれば偏在できないということか。

第8条　肺飲不弦、但苦喘短気。

（超意訳）
　肺に飲が溜まっても、脈は弦にならず、ただゼイゼイと息苦しいだけだ。

肺の留飲はすなわちとても限局的なものだということだ。

第9条　支飲亦喘而不能臥、加短気、其脈平也。

JCOPY 498-06930

（超意訳）
　支飲もゼイゼイと息苦しくて横になれず、息切れもあるが、平脈である。

支飲も限局的なものだが、不能臥＝起座呼吸は相当に危険な状態ではある。

第9条　病痰飲者、当以温薬和之。

（超意訳）
　痰飲病は温薬で治療せよ。

痰飲は湿で、寒が加わると症状の悪化をもたらすから、温めろという。ただし多くの場合、化痰、去湿、補脾益肺などが中心となる。

第10条　心下有痰飲、胸脇支満、目眩、苓桂朮甘湯主之。
【苓桂朮甘湯方】
茯苓四両、桂枝、白朮各三両、甘草二両。右四味、以水六升、煮取三升、分温三服、小便則利。

（超意訳）
　心下部に痰飲があり、横隔膜付近に何か充満し、めまいがする場合は、苓桂朮甘湯がよい。
【苓桂朮甘湯】
　茯苓4両、桂枝、白朮各3両、甘草2両を6升の水に入れて3升になるまで煮たら、3等分して1日3回温服すると、尿が出て治る。

脾が弱いために、脾が押し上げる気が頭部へ到達せず、めまいが起こる。苓桂朮甘湯は利水補脾することでこれを改善する。安神作用もある。

第 11 条　夫短気有微飲、当従小便去之、苓桂朮甘湯主之。腎気丸亦主之。

（超意訳）
　息切れがするのはわずかに痰飲があるからで、尿からこれを追い出せばよいので、苓桂朮甘湯がよい。八味地黄丸でもよい場合がある。

　苓桂朮甘湯が脾虚による水毒に対応するのに対し、八味地黄丸は腎虚によるそれに対応する。とくに腎陽虚向けだ。附子・桂枝（桂皮）で温陽してこれに応じるわけだ。

第 12 条　病者脈伏、其人欲自利、利反快、雖利、心下続堅満、此為留飲欲去故也。甘遂半夏湯主之。
【甘遂半夏湯方】
甘遂大者三枚、半夏十二枚以水一升煮取半升去滓、芍薬五枚、甘草如指大一枚炙一本作無。右四味、以水二升、煮取半升、去滓、以蜜半升、和薬汁煎取八合、頓服之。

（超意訳）
　著しい沈虚脈で、下痢しているが、下痢すると逆に症状が楽になる。下痢後も心下は膨満したままだが、これは留まった痰飲がなかなか取れないからである。甘遂半夏湯がよい。
【甘遂半夏湯】
　大きい甘遂 3 個、半夏 12 個を水 1 升で半升になるまで煮てカスを除いたもの、芍薬 5 個、指の長さの炙甘草 1 本（甘草が入らない場合もある）。これらを 2 升の水に入れ、半升になるまで煮詰めたら、カスを除き、蜂蜜半升を入れて薬汁とよく合わせて 8 合になるまで煮る。これを頓服させる。

　甘遂は強烈な峻下逐水薬である。水を体外へ捨てるルートとしては利尿よりも断然速い。半夏・芍薬は胃の水を追い出す。甘草と蜜は、これにブレーキをかけ

128

る意味がある。

第13条　脈浮而細滑、傷飲。

（超意訳）
　脈が浮細滑の場合は、飲邪に表を襲われたのである。

　傷飲は「飲（邪）に傷らる」である。飲邪（湿邪）の大事な点は、傷寒と同じく邪を外感している点である。

第14条　脈弦数、有寒飲、冬夏難治。

（超意訳）
　脈が弦数の場合は、体内に寒飲がある。冬と夏には治すのが難しい。

　弦数脈は、寒熱が併存するということだ。体内に寒飲があると温薬で治療するべきだが、それでも冬は寒くて治りにくいだろう。夏に治りにくいのは体内にある熱を暑さが煽ってしまうのだろうか。意味不明な条文である。

第15条　脈沈而弦者、懸飲内痛。

（超意訳）
　脈沈弦であれば懸飲で、痛みが響く。

　水が脇下にたまっているので、咳やくしゃみをすると横隔膜に痛みが響く（第1条の咳唾引痛）。弦脈は、寒と痛みの両方の存在をうかがわせている。治療法は次条に書かれている。

第16条　病懸飲者、十棗湯主之。

【十棗湯方】

芫花熬、甘遂、大戟各等分。右三味、搗篩、以水一升五合、先煮肥大棗十枚、取八合、去滓、内薬末、強人服一銭匕、羸人服半銭、平旦温服之。不下者、明日更加半銭、得快下後、糜粥自養。

> （超意訳）
>
> 　懸飲には、十棗湯を投与する。
>
> 【十棗湯】
>
> 　熬った芫花、甘遂、大戟を等分ずつ、細かく搗き砕いて篩にかけて粉末にしておく。1升5合の水に、まず大きな大棗10個を入れて8合になるまで煮込んだら、カスを除く。この液に先の薬の粉末（丈夫な人は1銭匕、痩せた人は半銭匕）を入れて混ぜ、早朝に温服させる。夜までに瀉下がない場合は、翌早朝にさらに半銭匕を同じく服用させる。快便が出たら、後はお粥を与えて回復を待つ。

　懸飲は下せということだ。十棗湯は元来、結胸証に使う処方だ（傷寒論）。本条は結胸（心下痞鞕満）ではないが、芫花・甘遂・大戟で逐水する。大棗は、10個分の煮汁を一気に服用するから、他の処方よりは確かに多い。

第17条　病溢飲者、当発其汗、大青竜湯主之、小青竜湯亦主之。

【大青竜湯方】

麻黄六両去節、桂枝二両去皮、甘草二両炙、杏仁四十個去皮尖、生姜三両、大棗十二枚、石膏如鶏子大砕。右七味、以水九升、先煮麻黄、減二升、去上沫、内諸薬、煮取三升、去滓、温服一升、取微似汗、汗多者温粉粉之。

【小青竜湯方】

麻黄三両去節、芍薬三両、五味子半升、乾姜三両、甘草三両炙、細辛三両、桂枝三両去皮、半夏半升洗。右八味、以水一斗、先煮麻黄、減二升、去上沫、内諸薬、煮取三升、去滓、温服一升。

JCOPY 498-06930

（超意訳）
　溢飲にかかっている患者を治すには、発汗させるのがよい。大青竜湯がよい。小青竜湯がよい場合もある。
【大青竜湯】
　節を除いた麻黄6両、皮を除いた桂枝2両、炙甘草2両、皮と尖端を除いた杏仁40個、生姜3両、細断した大棗12個、砕いておいた鶏卵大の石膏を用意する。これらを9升の水に、まず麻黄を入れて煮る。7升になるまで煮込んだら、泡を除く。残りの薬を入れ、3升になるまで煮詰めたらカスを除き、1升を温服する。じわりと発汗させ、汗が多ければ米粉をはたく。
【小青竜湯】
　節を除いた麻黄3両、芍薬3両、五味子半升、乾姜3両、炙甘草3両、細辛3両、皮を除いた桂枝3両、洗半夏半升を用意する。1斗の水に、まず麻黄を入れて煮る。2升が減るまで煮込んだら、泡を除く。残りの薬を入れ、3升になるまで煮詰めたらカスを除き、1升を温服する。

　大青竜湯には、発汗解肌の麻黄・桂枝に裏熱解消の石膏が入り「表寒裏熱（悪寒がするが芯は暑い）」によく、小青竜湯には麻黄・桂枝に温裏（温肺化飲）の五味子・乾姜・細辛などが入り「表裏倶寒（寒くて水様痰や鼻汁が出る）」によい。

第24条　膈間支飲、其人喘満、心下痞堅、面色黧黒、其脈沈緊、得之数十日、医吐下之不癒、木防已湯主之。虚者則癒、実者三日復発、復与不癒者、宜木防已湯去石膏加茯苓芒硝湯主之。
【木防已湯方】
木防已三両、石膏十二枚鶏子大、桂枝二両、人参四両。右四味、以水六升、煮取二升、分温再服。
【木防已湯去石膏加茯苓芒硝湯方】
木防已、桂枝各二両、芒硝三合、人参、茯苓各四両。右五味、以水六升、煮取二升、去滓、内芒硝、再微煎、分温再服。微利則癒。

（超意訳）

　横隔膜付近に支飲が溜まっている患者は、喘鳴や胸満感を呈し、心下が堅く痞え、顔は黄ばんだ黒で、脈は沈緊である。この状態が数十日続き、医師が吐下させたが治らないという場合には木防已湯がよい。気虚で支飲になっていた患者はすぐ治る。

　しかし飲邪が結実して支飲になっていた患者は３日で再発する。そこで再度木防已湯を与えても治らない場合は、木防已湯去石膏加茯苓芒硝湯がよい。

【木防已湯】

　木防已３両、鶏卵大の石膏12個、桂枝２両、人参４両を６升の水に入れて２升になるまで煮詰め、等分して温服する。

【木防已湯去石膏加茯苓芒硝湯】

　木防已、桂枝各２両、芒硝３合、人参、茯苓各４両を６升の水に入れて２升になるまで煮詰め、カスを除き、芒硝を入れ、再びとろ火で煎じたものを等分して温服する。少しでも下痢が見られればすぐに治る。

　支飲は胸水の貯留だろう。鰲黒は腎の色で、其脈沈緊は寒証である。腎が衰えて水の代謝が落ちている。ここで吐下（誤治）した結果、壊 病（えびょう）になったので、木防已・石膏[44]で利水し、桂枝で温め、人参で痞えを取っている。これで治らない場合は石膏を外し、茯苓・芒硝を入れて利水・逐下させている。

第25条　心下有支飲、其人苦冒眩、沢瀉湯主之。

【沢瀉湯方】

沢瀉五両、白朮二両。右二味、以水二升、煮取一升、分温再服。

---

[44] 浅田宗伯の「勿誤薬室方函口訣」に、「（中略）膈間の水気、石膏に非ざれば墜下すること能はず。越婢加半夏湯、厚朴麻黄湯、小青竜加石膏の石膏、皆同義なり」とある。しかしこの12個というのは多すぎる。何かの間違いだと思う。

JCOPY 498-06930

（超意訳）
　心下に支飲があり、頭がふらつき、めまいがして苦しい場合は、沢瀉湯がよい。
【沢瀉湯】
　沢瀉5両、白朮2両を2升の水に入れ、1升になるまで煮詰めたら、等分して、それぞれ温服する。

　支飲でめまいが起きるのは、心下に溜まった水が頭へ上り、頭部を占拠するからだ。飲を温めて追い出すのが白朮、その飲を膀胱から排出させるのが沢瀉だ。

第26条　支飲胸満者、厚朴大黄湯主之。
【厚朴大黄湯方】
厚朴一尺、大黄六両、枳実四枚。右三味、以水五升、煮取二升、分温再服。

（超意訳）
　支飲が腹に充満している場合は、厚朴大黄湯がよい。
【厚朴大黄湯】
　厚朴1尺、大黄6両、枳実4個を5升の水に入れ、2升になるまで煮詰めたら、2等分して、それぞれ温服する。

　厚朴大黄湯、厚朴三物湯、小承気湯の構成はいずれも厚朴・大黄・枳実で、量が違う。厚朴大黄湯の降気・瀉下力が最も強い。

処方	厚朴	大黄	枳実
厚朴大黄湯	0.5尺*	3両	2個
厚朴三物湯	2.67両	1.33両	1.67個
小承気湯	1両	2両	1.5個

1回分に含まれる生薬の量。

第27条　支飲不得息、葶藶大棗瀉肺湯主之。方見肺癰中。

（超意訳）
　　支飲があって呼吸がしづらい場合は、葶藶大棗瀉肺湯がよい。処方は肺痿
肺癰咳嗽上気病脈証治第7を参照のこと。

　葶藶大棗瀉肺湯は「肺痿肺癰咳嗽上気病脈証治第7」では、肺癰の治療に用い
た。本条では支飲と病態が違うが、肺に何か液体が溜まって苦しいのは共通で、
いずれも瀉肺で解決をはかっているのだろう。

第28条　嘔家本渇、渇者為欲解、今反不渇、心下有支飲故也、小半夏湯
主之。
【小半夏湯方】
半夏一升、生姜半斤。右二味、以水七升、煮取一升半、分温再服。

（超意訳）
　　よく嘔吐する人がよく喉が渇くのは、自然治癒しようとしているためだ。
しかし嘔吐しても口渇がない場合は、心下に支飲があるからで、小半夏湯が
よい。
【小半夏湯】
　　半夏1升、生姜半斤を7升の水に入れて1升半になるまで煮詰め、等分
して温服する。

　嘔吐は水分脱失をきたすので、水分補給したくなる。しかし支飲が停滞してい
れば、水分は欲しくない。吐いても水を摂らなければ生命に危険が及ぶ。だから
半夏（理気化痰・止嘔）・生姜（止嘔）で支飲を押し下げる。

第29条　腹満口舌乾燥、此腸間有水気、已椒藶黄丸主之。

JCOPY 498-06930

【己椒藶黄丸方】

防已、椒目、葶藶熬、大黄各一両。右四味、末之、蜜丸如梧子大、先食飲服一丸、日三服、稍増、口中有津液、渇者加芒硝半両。

> （超意訳）
> 　腹が膨満し口が乾くのは、腸間に水が溜まっているからで、己椒藶黄丸がよい。
>
> 【防已椒目葶藶大黄丸】
> 　防已、山椒の種子、熬った葶藶子、大黄各一両を粉末にし、蜂蜜と混ぜてアオギリの実大に丸め、食前に 1 回 1 丸を 1 日 3 回服用する。口の中に津液が増えてくればそれでよく、口渇が続く場合は芒硝半両を追加して投与する。

　口渇があるから上の方では水が不足しているが、腹は水で膨れている。水を飲んでも解決しない。防已（利水）、葶藶子（逐水）、椒目（山椒の種子で、利水薬）、大黄（逐下）で一斉に痰飲を追い出す。効果が出れば自然と唾液が生じ、効果が足りない場合は芒硝を加えてもっと下す。

第 30 条　卒嘔吐、心下痞、膈間有水、眩悸者、半夏加茯苓湯主之。

【小半夏加茯苓湯方】

半夏一升、生姜半斤、茯苓三両、一法四両。右三味、以水七升、煮取一升五合、分温再服。

> （超意訳）
> 　突然嘔吐して、心下に痞えがあるのは、横隔膜付近に水がたまっているのであって、めまい・動悸がする場合は、半夏加茯苓湯がよい。
>
> 【小半夏加茯苓湯】
> 　半夏 1 升、生姜半斤、茯苓 3 両（あるいは 4 両）を 7 升の水に入れ、1升 5 合になるまで煮詰めたら、等分して温服する。

小半夏湯（第28条）では嘔吐は突然ではなく、めまい・動悸もなかった。本条の病態のほうが重い。小半夏湯では力不足だ。だから茯苓が加わる。これで利水する。

第31条　仮令痩人、臍下有悸、吐涎沫而癲眩、此水也、五苓散主之。
【五苓散方】
沢瀉一両一分、猪苓三分去皮、茯苓三分、白朮三分、桂枝二分去皮。右五味、為末、白飲服方寸匕、日三服、多飲煖水、汗出癒。

（超意訳）
　水太りしている人はもちろん、痩せている人でも、臍下に動悸があり、涎をたらしてめまいがするのは、水の仕業である。五苓散がよい。
【五苓散】
　沢瀉1両1分、皮を剥いた猪苓3分、茯苓3分、白朮3分、皮を剥いた桂枝2分を粉末にし、1回方寸匕1杯を白湯で、1日3回服用する。このときお湯をたくさん飲めば、汗が出て治る。

　体格によらず、臍下動悸以下の症状があれば、水が溜まって悪さをしている。
　この患者の尿は出にくいはずである。桂枝は体内の水を温めて循環を良くするので、他の4つの生薬を補佐している。

＜附方＞
第32条　外台
【茯苓飲】
治心胸中有停痰宿水、自吐出水後、心胸間虚、気満不能食、消痰気、令能食。茯苓、人参、白朮各三両、枳実二両、橘皮二両半、生姜四両。右六味、水六升、煮取一升八合、分温三服。如人行八九里進之。

（超意訳）

JCOPY 498-06930

【茯苓飲】

　心～胸中に痰飲が停滞すると、患者は水を吐いて治ろうとするが、吐いた後は心～胸間が空になってしまうので、代わりに気がそのスペースを満たして滞り、食欲が低下する。茯苓飲は心～胸中の痰・気滞を解消することによって、食欲を回復させるわけだ。

　茯苓、人参、白朮各3両、枳実2両、橘皮2.5両、生姜4両。これらを6升の水に入れ、1升8合になるまで煮込んだら、3等分して、1日3回温服する。患者には1時間置きくらいに服用させるとよい。

　茯苓飲は、上記の通り化痰理気の処方である。最後の「如人行八九里進之」は、時計が身の回りにない時代の時間表現で、人間の足で8～9里（1里≒400m）歩くには、小一時間を要する。

第33条　咳家其脈弦、為有水。十棗湯主之。方見上。

（超意訳）

　よく咳をする人の脈が弦であれば、水が脇下にたまっている。十棗湯がよい。処方は既出である。

　十棗湯は傷寒論にも本章の第22条にもあったが、結胸、懸飲に使う処方であった。素早く水を追い出すのだった。つまりこの患者は、懸飲で水が溜まり、咳をしているのである。

第34条　夫有支飲家、咳煩、胸中痛者、不卒死、至一百日或一歳、宜十棗湯。方見上。

（超意訳）

常に支飲がある人は、咳が出て胸がザワザワと苦しく、胸中が痛むが、急死するのではなく、100日〜1年にも及ぶ場合は十棗湯がよい。処方は既出である。

　十棗湯シリーズだが、もういいだろう。

第35条　久咳数歳、其脈弱者可治、実大数者死、其脈虚者必苦冒、其人本有支飲在胸中故也、治属飲家。

（超意訳）
　咳が何年も続くのは、脈弱なら治せるが、脈実大数なら治せず死ぬ。虚脈ならめまいが必発だが、胸中に元々支飲があるからで、治療は"飲家"のそれに従う。

　弱脈のほうが予後不良のように思うが、実大数脈のほうが治療不能だという。それは、弱脈＝気虚で、実大数脈＝邪実だからだ。長い闘病では気虚になっている。十棗湯でも飲ませようものなら、水とともに患者の気も駆逐され絶えてしまう。虚脈→めまいは、脾気虚のために気が脳へ上らないのである（第16条）。

第36条　咳逆倚息、不得臥、小青竜湯主之。方見上及肺癰中。

（超意訳）
　咳をすると苦しくて何かにもたれかかり、起座呼吸をしている場合は、小青竜湯がよい。処方は上述、および肺痿肺癰咳嗽上気病脈証並治第7を参照のこと。

「咳逆倚息、不得臥」（第2条）は支飲だ。これを小青竜湯で取れといっている。

 JCOPY 498-06930

小青竜湯は体表に寒・体内に寒飲が巣くっているのを治す処方だ。本条では体内にフォーカスを当て、温肺化飲の処方として用いられている。

第37条　青竜湯下已、多唾口燥、寸脈沈、尺脈微、手足厥逆、気従小腹上衝胸咽、手足痺、其面翕熱如酔状、因復下流陰股、小便難、時復冒者、与茯苓桂枝五味甘草湯、治其気衝。
【桂苓五味甘草湯方】
茯苓四両、桂枝四両去皮、甘草三両炙、五味子半升。右四味、以水八升、煮取三升、去滓、分三温服。

（超意訳）
　小青竜湯で発汗し終えたところ、唾液は多いが口が渇くという。寸が沈脈で尺が微脈だから、これは陽気虚であり陰虚でもある。陽気虚だから、手足は末端から冷え上がり痺れる。
　わずかな残存陽気は、陰が失われたために制御を受けなくなり、下腹から胸・咽を突き上げ、酒に酔ったように顔は熱を帯びる。またその残存陽気は陰部へも流れ降り、尿が出にくくなる。小青竜湯で除けなかった水飲が上に残存し、ときにまた頭がぼうっとする。
　この場合は、茯苓桂枝五味甘草湯を投与し、気の上衝を治す。
【桂苓五味甘草湯（苓桂味甘湯）】
　茯苓4両、皮を除いた桂枝4両、炙甘草3両、五味子半升を8升の水に入れ、3升になるまで煮詰めたら、カスを除き、3等分してそれぞれ温服する。

　小青竜湯は発汗により、気と陰（津液）を体外に捨ててしまったのだ。これで結局、患者は陰陽とも虚に陥った。孤陽が顔へ突き上げ、のぼせている。これは陰を手当すれば治る。茯苓・桂枝で気を下げ、収斂性が強い五味子で津液を補充する。

第 38 条　衝気即低、而反更咳、胸満者、用桂苓五味甘草湯、去桂加乾姜細辛、以治其咳満。

【苓甘五味姜辛湯方】

茯苓四両、甘草、乾姜、細辛各三両、五味子半升。右五味、以水八升、煮取三升、去滓、温服半升、日三服。

（超意訳）
　　苓桂味甘湯で治療後、気の上衝はすぐに低下したが、逆に咳が一層ひどくなり、胸満して苦しい場合は、苓桂味甘草湯去桂枝加乾姜細辛で咳と胸満を治す。

【苓甘五味姜辛湯（苓甘姜味辛湯）】
　　茯苓４両、甘草３両、乾姜３両、細辛各３両、五味子半升を８升の水に入れ、３升になるまで煮詰めたら、カスを除き、１回半升を１日３回温服する。

　　苓桂味甘湯（第 37 条）で治療後、気の上衝がもうないので桂枝は不要だ。しかし咳がひどくなった。乾姜・細辛は温肺止咳作用があるから、これは小青竜湯の一部を復活させたのだろう。

第 39 条　咳満即止、而更復渇、衝気復発者、以細辛、乾姜為熱薬也。服之当遂渇、而渇反止者、為支飲也。支飲者、法当冒、冒者必嘔、嘔者復内半夏、以去其水。

【桂苓五味甘草去桂加乾姜細辛半夏湯方】

茯苓４両、甘草、乾姜、細辛各２両、五味子、半夏各半升。右六味、以水八升、煮取三升、去滓、温服半升、日三服。

（超意訳）
　　苓甘姜味辛湯で治療後、咳と胸満はすぐに治まったが、口渇が復活してさらに悪化し、気の上衝が再び起こった場合は、熱薬の細辛・乾姜のせいだ。

JCOPY 498-06930

苓甘姜味辛湯で治療後、口渇が起きそうで起きない場合は、支飲があるのだ。支飲があれば頭がぼうっとし、必ず嘔吐する。この場合は半夏を加え、水を除去する。

【桂苓味甘去桂加姜辛夏湯（苓甘姜味辛夏湯）】

茯苓4両、甘草、細辛、乾姜各2両、五味子、半夏各半升を8升の水に入れ、3升になるまで煮詰めたら、カスを除き、1回半升を1日3回温服する。

苓甘姜味辛湯（第38条）の続きだ。半夏（化飲）を再度登用しろという。

第40条　水去嘔止、其人形腫者、加杏仁主之。其証応内麻黄、以其人遂痺、故不内之。若逆而内之者、必厥。所以然者、以其人血虚、麻黄発其陽故也。

【苓甘五味加姜辛半夏杏仁湯方】

茯苓四両、甘草三両、五味子半升、乾姜三両、細辛三両、半夏半升、杏仁半升去皮尖。右七味、以水一斗、煮取三升、去滓、温服半升、日三服。

（超意訳）

苓甘姜味辛夏湯で水が除かれ、嘔吐は止んだけれども、全身に浮腫がある場合は、杏仁を加えるとよい。

麻黄を加えることで治せそうだが、この患者にそれをやると麻痺が起こるから、麻黄は加えない。

この理に反して麻黄を加えれば、患者は必ずひきつけを起こす。それはこの患者がもともと血虚だからであり、麻黄は患者の陽気を発散してしまうからだ。

【苓甘五味加姜辛半夏杏仁湯（苓甘姜味辛夏仁湯）】

茯苓4両、甘草3両、五味子半升、乾姜3両、細辛3両、半夏半升、皮尖を除いた杏仁半升を1斗の水に入れ、3升になるまで煮詰めたら、カスを除き、1回半升を1日3回温服する。

苓甘姜味辛夏湯（第39条）の続きだ。浮腫は皮下に水が溜まっているのであり、麻黄で発汗させればよさそうだが、陰虚患者に麻黄は禁忌で、杏仁にせよという。杏仁なら発汗作用はないので、納得だ。

第41条　若面熱如酔、此為胃熱、上衝熏其面、加大黄以利之。

【苓甘姜味辛夏仁黄湯方】

茯苓四両、甘草三両、五味子半升、乾姜三両、細辛三両、半夏半升、杏仁半升、大黄三両。右八味、以水一斗、煮取三升、去滓、温服半升、日三服。

> （超意訳）
> 　苓甘姜味辛夏仁湯の後で、酒に酔ったように顔が熱くなれば、これは胃熱だ。胃熱が上衝して顔を燻しているので、大黄を加えて瀉下させるとよい。
> 【苓甘姜味辛夏仁黄湯】
> 　茯苓4両、甘草3両、五味子半升、乾姜3両、細辛3両、半夏半升、杏仁半升、大黄3両を1斗の水に入れ、3升になるまで煮詰めたら、カスを除き、1回半升を1日3回温服する。

　苓甘姜味辛夏仁湯（第40条）の続きだ。「面熱如酔」は第37条にもあったが、あちらは虚熱で、こちらは胃の実熱だという。これは傷寒論陽明病と同じく、大黄で下せばよい。

　以上が、第36条から綿々と続いてきた物語だ。復習すると、

> 　小青竜湯（麻黄・桂枝・芍薬・炙甘草・乾姜・五味子・細辛・半夏：第36条）
> 　→⊖麻黄・芍薬・乾姜・細辛・半夏、⊕茯苓：苓桂味甘草湯（第37条）
> 　→⊕乾姜・細辛：苓甘五味姜辛湯（第38条）
> 　→⊕半夏：桂苓五味甘草去桂加乾姜細辛半夏湯（第39条）
> 　→⊕杏仁：苓甘姜味辛夏仁湯（第40条）

JCOPY 498-06930

という流れだ。各生薬の作用がよく理解できる。

第42条　先渇後嘔、為水停心下、此属飲家、小半夏茯苓湯主之。方見上。

（超意訳）
　口渇後に嘔吐するのは、心下に水が停滞しているからで、飲家に属する。常に水飲を患っている。小半夏茯苓湯がよい。処方は既出である。

いまさら何をかいわんや。この条文はここではなくて、もっと前にある方が自然だろう。

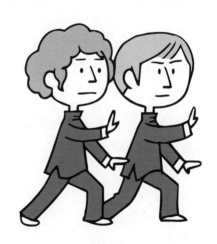

消渇小便利淋病脈証并治第13

第1条 厥陰之為病、消渇、気上衝心、心中疼熱、飢而不欲食、食即吐蚘、下之不肯止。

（超意訳）

厥陰病では、激しい口渇があり、気は心を突き上げ、胸中が痛くて熱く、何も食べていないが食欲はなく、何か食べると回虫を吐き、下すと下痢が止まらない。

これは傷寒論厥陰病篇のものと同じだ。陰陽離缺に至る危険な状態である。昔は（〜昭和の時代にも）回虫は珍しくなかったので、これを吐くこと自体には特段の意味はない。ここでは食後に嘔吐することだけが問題である。

第2条 寸口脈浮而遅、浮即為虚、遅即為労、虚則衛気不足、労則栄気竭。

（超意訳）

寸脈が浮遅であれば、浮脈は気虚（衛気不足）を、遅脈は虚労（営血枯渇）をそれぞれ表す。

第3条 趺陽脈浮而数、浮即為気、数即消穀而大堅、気盛則溲数、溲数即堅、堅数相搏、即為消渇。

（超意訳）

JCOPY 498-06930

趺陽脈は胃気をみる。ここが浮数であれば、浮脈は胃気旺盛で頻尿であることを、数脈は胃熱があり食欲が旺盛で便が硬いことを、それぞれ表す。頻尿と硬便とが合わさって消渇を呈する。

消渇とは、水を飲んでも飲んでも蒸発でもしたかの如く口渇が治まらず、飲んだ水が尿になってどんどん出ていき、多飲・多尿だ。また消穀とは、食べても食べても食欲が衰えない状態で、多食である。糖尿病を放置してしまうとこうなる。

第4条　男子消渇、小便反多、以飲一斗、小便一斗、腎気丸主之。方見婦人雑病中。

（超意訳）
　消渇があるのに、尿が反って多く、水を一斗飲めば尿が一斗出るような場合は、腎気丸がよい。処方は婦人雑病脈証并治第 22 にあるので参照のこと。

腎気が低下しているから尿を濃縮できずに多尿になっているのだろう。腎気丸（八味丸・八味地黄丸）は地黄・茯苓・山薬・山茱萸・沢瀉・牡丹皮・肉桂・附子からなるが、主に地黄・肉桂・附子で腎を強化し、特に後二者は温めて腎陽を補う。山薬は主に止瀉、山茱萸は主に縮尿に効果がある。

第5条　脈浮小便不利、微熱消渇者、宜利小便、発汗、五苓散主之。方見上。

（超意訳）
　浮脈で、尿が出ず、微熱があり消渇する場合は、利尿・発汗させるのがよく、五苓散がよい。処方は前を参照のこと。

浮脈・尿不利・口渇ならば、体内の水が過剰で、しかも偏在しているから、こ

れを改善する五苓散がよい。傷寒論にもある[45]。

第6条　渇欲飲水、水入則吐者、名曰水逆、五苓散主之。方見上。

（超意訳）
　口渇して水を飲みたいが、飲むとすぐに吐いてしまう場合は、水逆である。五苓散がよい。処方は既出である。

　これも傷寒論で既出の条文と全く同じ。あちらは傷寒太陽病、こちらは雑病という違いがあるだけで、五苓散を用いる。

第7条　渇欲飲水不止者、文蛤散主之。
【文蛤散方】
文蛤五両。右一味、杵為散、以沸湯五合、和服方寸匕。

（超意訳）
　いくら水を飲んでも口渇が止まらない場合は、文蛤散がよい。
【文蛤散】
　文蛤5両を搗いて粉末にし、方寸匕を熱湯5合に入れて、一緒に服用する。

　これは消渇だろう。文蛤（ハマグリの殻）は寒鹹薬であり、腎に帰経する精熱薬である。腎陰虚による虚熱を冷まし、口渇を治す。ここまでが消渇の話だ。

第8条　淋之為病、小便如粟状、小腹弦急、痛引臍中。

---

[45] 太陽病、発汗後、大汗出、胃中乾、煩燥不得眠、欲得飲水者、少少与飲之、令胃気和則癒。若脈浮、小便不利、微熱、消渇者、与五苓散主之。

 JCOPY 498-06930

（超意訳）
　淋の病は、尿に粟のような粒子がたくさん混じり、下腹部が引き攣れて痛み、臍の奥の方へ放散する。

　淋病[46]の話に移る。漢方では石淋・気淋・膏淋・労淋・血淋の 5 種類あり、本条は、直径 1 ミリ程度の粟粒のような尿道結石を排出する石淋（沙淋・砂淋ともいう）だろう。なお、淋はすべて熱を帯びていて、腎〜膀胱熱証と考える。

第 9 条　趺陽脈数、胃中有熱、即消穀引食、大便必堅、小便即数。

（超意訳）
　趺陽脈が数ならば、胃の中に熱があり、物を食べるとすぐに蒸発するようで、さらに食べたくなり、大便は必ず硬く、頻尿である。

　内容は第 3 条と同じなので、省略する。

第 10 条　淋家不可発汗、発汗則必便血。

（超意訳）
　淋を患っている人は発汗させてはいけない。発汗させると必ず血尿をきたす。

　淋家は尿もダラダラ出るので、津液が虚している。ここにさらに発汗をやると津液が枯渇する。

---

[46] 現代の淋病（性感染症）は別の概念だが、上記のいずれかの証、とくに膏淋（肉淋ともいう。白濁尿が出る）を呈する。

第 11 条　小便不利者、有水気、其人若渇、栝楼瞿麦丸主之。
【栝楼瞿麦丸方】
栝楼根二両、茯苓、薯蕷各三両、附子一枚炮、瞿麦一両。右五味、末之、
煉蜜丸梧子大、飲服三丸、日三服、不知、増至七八丸、以小便利、腹中温
為知。

（超意訳）
　尿が出ないのは、体内に水が溜まっているのだ。口渇があれば水が偏在し
ているのだ。栝楼瞿麦丸がよい。
【栝楼瞿麦丸】
　栝楼根 2 両、茯苓 3 両、山薬 3 両、炮附子 1 個、瞿麦 1 両を粉末にして、
蜂蜜でアオギリの実大に丸め、1 回 3 丸を 1 日 3 回服用する。効果が出な
ければ、7〜8 丸まで増やしてよい。尿が出たら、腹の中が温まったのだ。

　栝楼根（清熱生津）は体上部の熱を冷ます一方、炮附子は温める。瞿麦・茯苓
は利水滲湿薬だが、山薬は津液を生む。何ともトンチンカンな処方に見えるが、
それぞれ効く部位が違うと考えるほかない。

第 12 条　小便不利、蒲灰散主之、滑石白魚散、茯苓戎塩湯并主之。
【蒲灰散方】
蒲灰七分、滑石三分。右二味、杵為散、飲服方寸匕、日三服。
【滑石白魚散方】
滑石二分、乱髪二分焼、白魚二分。右三味、杵為散、飲服方寸匕、日三服。
【茯苓戎塩湯方】
茯苓半斤、白朮二両、戎塩弾丸大一枚。右三味。

（超意訳）
　尿が出ない場合は、蒲灰散がよい。滑石白魚散、茯苓戎塩湯もよい。
【蒲灰散】

JCOPY 498-06930

蒲灰7分、滑石3分を搗いて粉末にし、1回に方寸匕1杯を、1日3回
服用する。

【滑石白魚散】

滑石2分、焼いた毛髪2分、白魚2分を搗いて粉末にし、1回に方寸匕
1杯を、1日3回服用する。

【茯苓戎塩湯】

茯苓半斤、白朮2両、弾丸大の戎塩1個。この3味を用いる。

蒲灰は蒲を焼いたあとの灰だ。清熱利湿薬で滑石と似ている。滑石+白魚（紙
魚のこと）+乱発髪（ヒトの毛髪の黒焼き）でも止血・利水効果があるらしい。
戎塩は岩塩だろうか。寒・鹹薬で腎に入り滋腎・止血作用がある。いずれの処方
も、現在では使わない。

第13条　渇欲飲水、口乾舌燥者、白虎加人参湯主之。方見中暍病。

（超意訳）

口渇して水を飲んでもまだ口が乾き、舌が乾燥している場合は、白虎加人
参湯がよい。処方は痙湿暍病脈証第2にあるので参照のこと。

消渇であろう。消渇なら、すでにいくつも処方をあげた。復習すると、腎気丸
は補腎陰陽、五苓散は利水発汗、文蛤散は清熱で効果を出していた。白虎加人参
湯（石膏・知母・粳米・甘草・人参）は、清熱生津・補気生津によい。

第14条　脈浮発熱、渇欲飲水、小便不利者、猪苓湯主之。

【猪苓湯方】

猪苓去皮、茯苓、阿膠、滑石、沢瀉各一両。右五味、以水四升、先煮四味、
取二升、去滓、内膠烊消、温服七合、日三服。

　猪苓湯は、利水以外に、滑石・阿膠で熱を清まし補陰もする処方だ。よく比較される五苓散は、桂枝で温めて水を動かし利尿する処方だ。

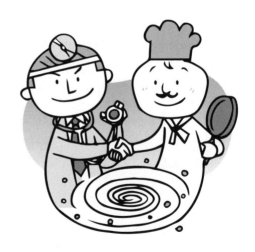

JCOPY 498-06930

水気病脈証并治第 14

第1条　師曰、病有風水、有皮水、有正水、有石水、有黄汗。風水、其脈自浮、外証骨節疼痛、悪風。皮水、其脈亦浮、外証胕腫、按之没指、不悪風、其腹如鼓、不渇、当発其汗。正水、其脈沈遅、外証自喘。石水、其脈自沈、外証腹満不喘。黄汗、其脈沈遅、身発熱、胸満、四肢頭面腫、久不癒、必致癰膿。

（超意訳）
　水気病には、風水、皮水、正水、石水、黄汗がある。
　風水病の脈は浮で、外証は関節の疼痛があり、悪寒がする。
　皮水病の脈も浮で、外証は浮腫があり、皮膚を圧すと凹み、悪寒はなく、腹を打診するとポコポコ音がし、口渇はない。
　これらの病気は発汗させるべきである。
　正水病の脈は沈遅で、外証は喘鳴がある。
　石水病の脈は沈で、外証は腹満があるが喘鳴はない。
　黄汗病の脈は沈遅で、身体が熱く、胸満があり、四肢や顔が浮腫み、長いこと治らない場合は膿癰ができる。

　5つの水気病が登場し、脈と外証についてさらっと説明がされてある。この5つの「水」が何なのかは書かれていない。そして正水と石水が出てくるのはここだけで、以後登場しない。治療法は、風水・皮水が脈浮で、水邪が表にいるのだろう、発汗と書いてある。正水・石水・黄汗の治療法は書かれていない。沈脈だから、邪は内にいる。

第2条　脈浮而洪、浮則為風、洪則為気。風気相搏、風強則為隠疹、身体
為痒、痒為泄風、久為痂癩、気強則為水、難以俛仰。風気相撃、身体洪腫、
汗出乃癒、悪風則虚、此為風水。不悪風者、小便通利、上焦有寒、其口多涎、
此為黄汗。

（超意訳）
　脈が浮洪のとき、浮は風邪襲表を、洪は気が旺盛であることを示す。風と
気がぶつかり、風が気より強ければ湿疹ができ、風を追い出そうとして身体
中が痒くなり、長期に及ぶと痂皮を伴う癩になる。気が風より強ければ水気
病になり、首を上下に動しづらくなる。身体は著しい浮腫になるが、汗が出
ると治る。悪風がすれば気虚で、風水病である。悪風がなく尿が出ていれば、
上焦に寒があるので涎が多くなり、黄汗病である。

　風邪と正気の争いが続き、風が強いと慢性湿疹となり、ジュクジュクびらんと
痂皮が共存する状態になる。風邪よりも正気が強ければ自然治癒するはずだが、
ここでは水の流出路に何らかの障害があるのだろうか、浮腫になるという。首周
りにも水腫がぼってりついているわけだ。これは発汗で治る。

第3条　寸口脈沈滑者、中有水気、面目腫大、有熱、名曰風水。視人之目
裏上微攤、如蚕新臥起状、其頸脈動、時時咳、按其手足上、陥而不起者、
風水。

（超意訳）
　寸脈が沈滑で、身体中に水があり、顔や眼瞼が腫大し、熱があれば風水病
だ。開眼しづらく、瞼が蚕が動いているように腫れており、頸動脈の拍動が
見え、時々咳をし、手足を指で圧しても凹んだままであれば、やはり風水病
である。

　「如蚕新臥起状」は、「医宗金鑑」には「夫水病人、目下有臥蚕」とあり、瞼が

JCOPY 498-06930

蚕のように腫れている。「按其手足上、陥而不起者」というのは、四肢に pitting edema があるといっている。いずれも浮腫の症状だ。

第 4 条　太陽病、脈浮而緊、法当骨節疼痛、反不疼、身体反重而酸、其人不渇、汗出即癒、此為風水。悪寒者、此為極虚、発汗得之。渇而不悪寒者、此為皮水。身腫而冷、状如周痺。胸中窒、不能食、反聚痛、暮躁不得眠、此為黄汗。痛在骨節、咳而喘、不渇者、此為脾脹、其状如腫、発汗即癒。然諸病此者、渇而下利、小便数者、皆不可発汗。

（超意訳）
　太陽病で、脈が浮緊ならば、関節痛があるのが普通だ。しかし疼痛がなく、身体が重だるくて口渇がなければ、汗さえ出ればすぐに治る。これは風水病だ。風水病で悪寒があればきわめて気虚なのだが、これは発汗させた結果だ。
　口渇するが悪寒がないのは、皮水病だ。身体が浮腫んで冷え、全身が引きつって痛む。
　胸が塞り、食欲がなく、身体に痛みがあり、夜は胸がザワザワとして眠れない場合は黄汗病だ。
　関節痛があり、咳と喘鳴があり口渇がない場合は、脾脹（病）である。浮腫があり、発汗させればすぐに治る。
　以上病気を列挙したが、口渇と下痢、頻尿がある場合は、発汗させてはいけない。津液が枯渇してしまう。

　第 1 条であげた各種の「水気病」が具体的に描かれている。正水と石水については書かれない。第 1 条にはなかった脾脹病というのが出ている。これは肺脹の間違いだとする説が多い[47]。咳＝上気と考えれば肺脹が正しいだろう。

---

[47]「上気、喘而躁者、属肺脹、欲作風水、発汗則癒」（肺痿肺癰咳嗽上気病脈証治第 7）。

第5条　裏水者、一身面目黄腫、其脈沈、小便不利、故令病水、仮如小便自利、此亡津液、故令渇也。越婢加朮湯主之。方見中風中。

> （超意訳）
> 　裏水病は、全身および顔、眼が黄色く浮腫み、沈脈で尿は出ない。水気病だからだ。裏水病でもし自然排尿がみられる場合は、津液が失われつつあり、だから口渇がするのだ。越婢加朮湯がよい。処方は中風歴節病脈証并治第5にあるので参照のこと。

　こんども第1条にはなかった裏水だ。何やら不明な裏水病だが、尿が出る＝津液ロスのほうの予後が悪い。越婢加朮湯（麻黄・石膏・白朮・大棗・生姜・甘草）は黄腫[48]（熱を帯びた浮腫）を麻黄で発汗し、石膏で清熱＋生津する。

第6条　趺陽脈当伏、今反緊、本自有寒、疝瘕、腹中痛、医反下之、下之即胸満短気。

> （超意訳）
> 　趺陽脈は、普通は伏脈として深く微かに触れるが、今は逆に緊脈を触れる。これは元々裏寒があって、疝瘕を病み、腹中が突っ張るように痛んでいるのだ。これを医者が間違って下し、胸満が起こって息切れがしているのだ。

　疝瘕はつまり、腹中に寒気が凝り固まって痛むものである。冷えて下腹部が痛くなり、だいたい下痢を伴う。これを治す処方は何だろう。書かれていないが、答えも書かない。ヒントは気陥と胸の寒を治す処方である。

第7条　趺陽脈当伏、今反数、本自有熱、消穀、小便数、今反不利、此欲

---

[48] これが汚い黄色なら、脾がやられている可能性がある。

作水。

> （超意訳）
> 　趺陽脈は、普通は伏脈として深く微かに触れるが、今は逆に数脈を触れる。
> これは元々裏熱があって、いくら食べても食欲が収まらず、尿が頻回に出る
> のが普通だ。しかし尿が出ていないのは、水気病を発症しようとしているの
> だ。

　第6条とそっくりな構成だ。医者の誤治が入っていないところが違う。今度
は多飲・多食・多尿をきたす、糖尿病が放置された状態だ。しかし患者は尿が出
ないというから、水が体内に余っているわけで、そうすると水気病になりつつあ
るはずだ。

第8条　寸口脈浮而遅、浮脈則熱、遅脈則潜、熱潜相搏、名曰沈。趺陽脈
浮而数、浮脈即熱、数脈即止、熱止相搏、名曰伏。沈伏相搏、名曰水。沈
則絡脈虚、伏則小便難、虚難相搏、水走皮膚、即為水矣。

> （超意訳）
> 　寸脈が浮遅であれば、浮脈は熱を、遅脈は邪の潜行を表すので、ぶつかっ
> て沈脈になる。趺陽脈が浮でしかも数であれば、浮脈は熱を、数脈は尿が止
> まっていることを表すので、ぶつかって伏脈になる。沈脈・伏脈を合わせれ
> ば水気病だ。つまり、沈脈は絡脈の虚を、伏脈は尿が出にくいことを表し、
> 両者が合わさって、水は皮膚の下を通るようになるので、水気病になる。

　寸脈が浮脈なのに遅脈であることを理由に、合算すると一転して沈脈というの
は納得がいかない。また、趺陽脈が浮数なのに「数脈即止」というのもピンとこ
ない。この「止」は尿が止まることと解したが、よくわからない。尿が出にくい
ということは、水がどこかを伏流している。だから水気病なのである。

第9条　寸口脈弦而緊、弦則衛気不行、即悪寒、水不沾流、走於腸間。

（超意訳）
　寸脈が弦緊であれば、弦は衛気が巡っていないことを表し、悪寒がし、水は通常の尿排泄ルートを流れておらず、腸間を巡っている。

　弦緊脈は寒邪束表を表す。だから悪寒もする。水は尿にはならず腸間を流れているという。するとやがて水様下痢になるが、水がそちらから出てしまうとやはり尿は出にくいだろう。

第10条　少陰脈緊而沈、緊則為痛、沈則為水、小便即難。

（超意訳）
　少陰脈が緊でしかも沈であれば、緊は痛みを、沈は水を表し、尿は出にくい。

　少陰脈とは尺脈だ。腎の脈である。腎経に寒が宿り、身体に痛みと浮腫を伴っているのだ。腎気は低下しているから、尿も不利となるのは当然だ。

第11条　脈得諸沈、当責有水、身体腫重、水病脈出者死。

（超意訳）
　いろんな部位で取った脈がすべて沈であれば、これは水気病なので、水の存在を攻撃すべきである。身体が腫れて重たく、水病の脈が浮いて出ている者は、やがて死亡する。

　水病（水気病）の脈は沈脈だが、それが浮脈になったら死ぬというのである。こういう浮脈は、根っこがない「無根脈」であり、危険な脈証である。陰陽が離

JCOPY 498-06930

訣しようとしているのである。

第12条　夫水病人、目下有臥蚕、面目鮮沢、脈伏、其人消渇、病水腹大、小便不利、其脈沈絶者、有水、可下之。

（超意訳）
　　水病にかかった人は、眼の下に蚕が横たわっているような浮腫がみられ、顔には光沢があり、脈は伏脈である。消渇があり、水病のために腹が膨満し、尿は出にくく、脈が沈でほとんど触れない場合は、水があるのであり、下してよい。

　顔面浮腫だと皮膚が引っ張られて皺がなくなり、テカテカする。水が過剰なのに消渇というのは、五苓散証でみられたように水が停滞しているのである。ここで「下」とあるのは、瀉下させるのではない。逐水または利尿だ。

第13条　問曰、病下利後、渇飲水、小便不利、腹満因腫者何也。答曰、此法当病水、若小便自利及汗出者、自当癒。

（超意訳）
＜問＞
　　下痢した後に、のどが渇いて水を飲んだところ、尿が出ず、腹が膨満して腫れるのは何でしょうか。
＜答＞
　　これはまさに水気病で、排尿か発汗があれば、自然に治る。

　特に追加はない。次へ行こう。

第14条　心水者、其身重而少気、不得臥、煩而躁、其人陰腫。

（超意訳）
　心が水気病にかかると、身体が重たくなり、息切れがして、起坐呼吸し、ざわざわと胸騒ぎがし、陰嚢水腫が現れる。

　心水とは、心が水気病にかかったという意味のようだ。現在でいう心不全の徴候が列挙されている（喘鳴について書かれていないが）。以下の条でも各臓の水気病について述べている。

第15条　肝水者、其腹大、不能自転側、脇下腹痛、時時津液微生、小便続通。

（超意訳）
　肝が水気病にかかると、腹は大きく膨れ、寝返りが打てず、脇下〜腹が痛み、津液が溜まって尿が出なくなるが、津液が微かにでも生じれば尿が出てくる。

　こんどは肝水だ。現在でいう肝性浮腫によく似ている。腹水が溜まるとこういうふうになる。あながち、臓≠臓器でもない。

第16条　肺水者、其身腫、小便難、時時鴨溏。

（超意訳）
　肺が水気病にかかると、身体が浮腫になり、尿が出にくくなり、ベタベタの泥状便を排泄することもある。

肺は脾とともに津液の運搬に対し大きな役割を果たしているので、失調により

JCOPY 498-06930

水が停滞する。肺水病では鴨溏（鶩溏）のようなベチャベチャしたキタナイ便を
してしまうが、肺–大腸が表裏関係にあるので、これはわかる。

第 17 条　脾水者、其腹大、四肢苦重、津液不生、但苦少気、小便難。

（超意訳）
　脾が水気病にかかると、腹は大きく膨れ、手足が重だるくなり、津液は産
生されなくなり、ただ息切れがして苦しく、尿が出にくくなる。

　脾虚だ。脾虚で水液輸布がうまくいかないのである。他の臓の水と似た症状も
出ている。

**第 18 条　腎水者、其腹大、臍腫、腰痛、不得尿、陰下湿如牛鼻上汗、其
足逆冷、面反痩。**

（超意訳）
　腎が水気病にかかると、腹は大きく膨れ、そのために臍は平たくつぶれ、
腰痛がし、尿は出ない、陰部は牛が鼻に汗をかいたように湿り、脚は冷え上
がり、顔は腫れるどころか逆に痩せている。

　これも他臓の水気病と共通してみられる症状をもつ。「陰下湿如牛鼻上汗」と
いうのは、陰部がそのように湿っているということだ。下肢が冷え上がっている。
あるいは尿失禁で、陰部が濡れているのだという説もある。

第 19 条　師曰、諸有水者、腰以下腫、当利小便。腰以上腫、当発汗乃癒。

（超意訳）

水気病のものは何でも、腰から下が浮腫んでいれば利尿させればよい。腰から上が浮腫んでいれば発汗させると治る。

　やっとここで水気病の治療法がまとめられている。腰以下利小便・腰以上発汗と、大変簡潔である。実際にはすべて利小便でもよいかもしれない。

第20条　師曰、寸口脈沈而遅、沈則為水、遅則為寒、寒水相搏、趺陽脈伏、水穀不化、脾気衰則鶩溏、胃気衰則身腫。少陽脈卑、少陰脈細、男子則小便不利、婦人則経水不通、経為血、血不利則為水、名曰血分。

（超意訳）
　寸脈が沈遅であると、沈は水、遅は寒を表すので、寒と水がぶつかって浮腫となっている。胃経の趺陽脈が伏であれば、飲食物が消化されず、脾気が衰えており泥状便を排泄し、胃気が衰えており身体は浮腫んでいる。
　少陽脈が虚で、少陰脈が細であれば、男性ならば尿が出にくく、女性ならば月経が来ない。月経は元々血が起こすものであり、ここでは血が廻らないために水気病となっているので、これを血分というのだ。

　少陽脈・少陰脈について、後者は少陰腎経の脈（太谿穴で取る）ようだが、前者は少陽胆経もしくは少陽三焦経のどちらかわからない。
　本条では血分について述べてあるが、水分、気分については記載がない。

第21条　問曰、病者苦水、面目身体四肢皆腫、小便不利、脈之、不言水、反言胸中痛、気上衝咽、状如炙肉、当微咳喘、審如師言、其脈何類。
師曰、寸口脈沈而緊、沈為水、緊為寒、沈緊相搏、結在関元、始時当微、年盛不覚。陽衰之後、営衛相干、陽損陰盛、結寒微動、腎気上衝、喉咽塞噎、脇下急痛。医以為留飲而大下之、気撃不去、其病不除、後重吐之、胃家虚煩、

咽燥欲飲水、小便不利、水穀不化、面目手足浮腫。又与葶藶丸下水、当時
如小差、食飲過度、腫復如前、胸脇苦痛、象若奔豚、其水揚溢、則浮咳喘逆。
当先攻撃衝気令止、乃治咳、咳止、其喘自差、先治新病、病当在後。

（超意訳）

＜問＞

　患者は水気病にかかり、顔・眼・身体・四肢はみな浮腫を起こし尿も出な
いのに、脈を診る際に水気に関する訴えがなく、"気がのどを突き上げ、炙
った肉が詰まっていて、少しゼイゼイいう咳が出るくらいだ"というのです。
先生のお見立てでは、これはどんな脈に属するのでしょうか。

＜答＞

　寸脈が沈緊であれば、沈は水を、緊は寒を表すから、水と寒がぶつかって
関元の当たりに結集しているのだ。最初は症状がほとんどなく、若い人は自
覚しない。しかし陽が衰え歳を取った患者だとそうはいかない。営衛が相争
うので陽虚陰盛の状態になり、関元に結集していた邪がわずかに動いただけ
でも、腎気がのどを突き上げのどの閉塞をきたし、脇下は引き攣れて痛み未
消化便を排泄する。医者がこれを「留飲だろう」と間違えてガツンと下した
ところで、気の上衝はそのままで病も治らない。さらに吐かせると、胃が虚
してしまって煩躁し、咽が乾いて水を飲みたくなるが尿は出ず、未消化便が
出て、顔も手も浮腫んだままである。そこで葶藶丸を投与して水を追い出し
た場合は、一時的に小康状態にはなるが、患者が油断して飲食しすぎてしま
うと元の浮腫になる。胸脇が痛くて苦しむので、奔豚病のようにも見える。
これは水気が上昇して上半身とくに胸に水が溢れるため、咳や喘鳴をきたし
ているのだ。こういう患者では、まず気の上衝を攻めて咳を抑えれば、咳は
治り喘鳴も自然と治まる。つまり、先に新たな症状を治し、それが収まった
後にようやく病そのものに手を付けるのである。

　水気病の患者の様子が手に取るようにわかる。医者があわてふためいていろ
いろと施すがうまくいかない。漢方治療の基本である先急後緩、先標後本にしたが
って治療せよと「師」が述べている。

第22条　風水脈浮、身重汗出悪風者、防已黄耆湯主之。腹痛加芍薬。
【防已黄耆湯方】
防已一両、黄耆一両一分、白朮三分、甘草半両炙。右剉、毎服五銭匕、生姜四片、棗一枚、水盞半、煎取八分、去滓温服、良久再服。

> （超意訳）
> 　風水病にかかり、脈が浮で、全身が重たく、汗が出て悪風する場合は、防已黄耆湯がよい。腹痛があれば芍薬を加える。
> 【防已黄耆湯】
> 　防已1両、黄耆1両1分、白朮2分、炙甘草半両を用意する。これらを刻んだものを1回分あたり5銭用意し、生姜4片、大棗1個を盃半分の水に入れて8分になるまで煮詰めてカスを除いた液で、温服する。調子がよければしばらく服用を続ける。

　浮腫があり、発汗し悪風までしているから表虚証だ。防已は利水消腫薬で、黄耆は利水もするが固表止汗作用が強い。白朮も若干の利水作用がある。また、甘草・生姜・大棗に補脾作用があり、脾の水湿運搬作用を回復する。

第23条　風水、悪風、一身悉腫、脈浮、不渇、続自汗出、無大熱、越婢湯主之。
【越婢湯方】
麻黄六両、石膏半斤、生姜三両、大棗十五枚、甘草二両。右五味、以水六升、先煮麻黄、去上沫、内諸薬、煮取三升、分温三服。悪風者、加附子一枚炮。風水、加朮四両。

> （超意訳）
> 　風水病にかかり、悪風があり、全身浮腫で、脈浮で、口渇無く、自汗がどんどん出て、高熱でない場合は、越婢湯がよい。
> 【越婢湯方】

　　麻黄 6 両、石膏半斤、生姜 3 両、大棗 15 個、甘草 2 両を用意する。ま
ず麻黄を 6 升の水に入れて煮て、浮いた泡を除いたら、残りの薬を投入し、
3 升になるまで煮詰め、3 分割して 1 日 3 回温服する。悪風がきつい場合は
炮附子 1 個を加え、風水症状がきつい場合は白朮 4 両を加える。

　前条第 22 条と似ているが、「身重」→「一身悉腫」、「汗出」→「続自汗出」
とひどくなっているのがわかる。ポイントは「無大熱」だ。熱は少しあるのだ。
以上より、麻黄で利水と発汗をさせ、裏では石膏が熱を冷ます。甘草・生姜・大
棗は、補脾作用→脾の水湿運搬作用の回復に役立つ。

第 24 条　皮水為病、四肢腫、水気在皮膚中、四肢聶聶動者、防已茯苓湯
主之。
【防已茯苓湯方】
防已三両、黄耆三両、桂枝三両、茯苓六両、甘草二両。右五味、以水六升、
煮取二升、分温三服。

　（超意訳）
　　皮水病になり、四肢に浮腫が現れているのは、水気が皮膚の中にいるので
ある。四肢がかすかにぴくぴくと動く場合は、防已茯苓湯がよい。
　【防已茯苓湯】
　　防已 3 両、黄耆 3 両、桂枝 3 両、茯苓 6 両、甘草 2 両を 6 升の水に入れ、
2 升になるまで煮込んだら、3 分割し、1 日 3 回温服する。

　皮水は発汗すべし（第 1 条）である。桂枝はこれに当たる。しかし尿からも
水を出したいので、防已・茯苓を使う。黄耆は止汗に働くが、利水消腫作用もあ
るので、使っているのだろう。

第25条　裏水、越婢加朮湯主之。甘草麻黄湯亦主之。
【越婢加朮湯方】
見上於内加白朮四両。又見中風中。
【甘草麻黄湯方】
甘草二両、麻黄四両。右二味、以水五升、先煮麻黄、去上沫、内甘草、煮
取三升、温服一升、重覆汗出。不汗再服、慎風寒。

> （超意訳）
> 　裏に水があれば、越婢加朮湯がよい。甘草麻黄湯もよい場合がある。
> 【越婢加朮湯】
> 　上を参照（白朮4両を加える）。また中風歴節病脈証并治第5も参照。
> 【甘草麻黄湯】
> 　甘草2両、麻黄4両を用意する。麻黄4両を5升の水に入れて煮る。浮
> いた泡を除き、甘草2両を入れ、3升になるまで煮詰めたら、1升を温服す
> る。重ねて覆って汗を出させる。汗が出なければ再服させ、風寒に当たらな
> いよう気を付ける。

　越婢加朮湯は越婢湯（第23条）に白朮を加えたもので、この方が利水効果は
高まる。甘草麻黄湯は甘草・麻黄に絞った処方だ。麻黄には利水作用（発汗作用）
があるので、裏熱が軽く石膏は不要なときにはこの処方でよい。

第26条　水之為病、其脈沈小属少陰、浮者為風。無水虚脹者為気。水発
其汗即已、脈沈者、宜麻黄附子湯、浮者宜杏子湯。
【麻黄附子湯方】
麻黄三両、甘草二両、附子一枚炮。右三味、以水七升、先煮麻黄、去上沫、
内諸薬、煮取二升半、温服八分、日三服。
【杏子湯方】
未見恐是麻黄杏仁甘草石膏湯[49]。

---

[49] 三拗湯（麻黄・杏仁・甘草）だという説もある。

（超意訳）

　水気病のうち、脈沈小であれば少陰（腎）の病であり、脈浮の場合は風病である。水がなく中空で腫れているものは気病である。

　水気病は発汗によって癒える。脈が沈であれば少陰腎の病だから麻黄附子湯がよい。脈が浮であれば風病だから杏子湯がよい。

【麻黄附子湯】

　麻黄 3 両を 7 升の水に入れ、まずこれを煮て、浮いた泡を除いたら甘草 2 両、炮附子 1 個を入れ、2 升半になるまで煮詰めたら、1 回 8 分を 1 日 3 回温服する。

【杏子湯】

　本書には書かれていないが、恐らく麻杏甘石湯のことだろう。

　本条は水気病を 2 つに分け、脈と治療について述べている。少陰腎の場合は麻黄附子湯で温める。麻黄で発汗させ、附子で腎を補う。杏子湯（麻杏甘石湯）は、麻黄・杏仁で主に肺の利水をかける。気病の治療については触れられていない。

第 27 条　厥而皮水者、蒲灰散主之。方見消渇中。

（超意訳）

　手足が冷たく、皮水病にかかっている場合は、蒲灰散がよい。処方は消渇小便利淋病脈証并治第 13 にあるので参照のこと。

　これは、例えば当帰四逆加呉茱萸生姜湯のような四肢厥冷ではなく、皮水によって気の循環が悪くて冷えているのだろう。蒲灰散は既出だ。蒲灰は清熱利湿薬で、滑石と似ている。

第 28 条　問曰、黄汗之為病、身体腫、発熱汗出而渇、状如風水、汗沾衣、

色正黄如蘗汁、脈自沈、何従得之。師曰、以汗出入水中浴、水従汗孔入得之、宜耆芍桂酒湯主之。

【黄耆芍薬桂枝苦酒湯方】

黄耆五両、芍薬三両、桂枝三両。右三味、以苦酒一升、水七升、相和煮取三升、温服一升。当心煩、服至六七日乃解。若心煩不止者 [50]、以苦酒阻故也。一方用美酒醯代苦酒。

（超意訳）

＜問＞

　黄汗病というのは、身体が水腫で重たく、発熱・発汗・口渇があり、風水のようで、汗で服が濡れ、汗の色はちょうど黄柏の汁のようです。脈は沈ですが、何が原因でこうなるのでしょう。

＜答＞

　汗が出た後で水浴して、まだ開いたままになっている汗孔から水が入ったためだ。耆芍桂酒湯がよい。

【黄耆芍薬桂枝苦酒湯】

　黄耆5両、芍薬3両、桂枝3両、苦酒1升を7升の水に入れ、よく混ぜて3升になるまで煮詰めたら、1回1升を温服する。飲むと心煩がするが、6〜7日服用すれば治る。それでも心煩が治らない場合は、苦酒が邪魔しているのだから、これを減らせばよい。良い酒で作った酢を苦酒の代わりに用いるという説もある。

　黄汗は、体内の湿熱によると捉える。桂枝がパッと発汗させ、黄耆・芍薬で止汗、苦酒（酢）は酸っぱいのでこれも収斂させる。

第29条　黄汗之病、両脛自冷、仮令発熱、此属歴節。食已汗出、又身常

---

[50] 苦酒は心の発露たる汗を急に止めるため、心に負担がかかって心煩が起こると考えられる（医宗金鑑）。

 JCOPY 498-06930

暮盗汗出者、此労気也。若汗出已、反発熱者、久久其身必甲錯、発熱不止者、必生悪瘡。若身重汗出已、輒軽者、久久必身瞤、即胸中痛、又従腰以上必汗出、下無汗、腰髖弛痛、如有物在皮中状、劇者不能食、身疼重、煩燥、小便不利、此為黄汗、桂枝加黄耆湯主之。

【桂枝加黄耆湯方】

桂枝、芍薬各三両、甘草二両、生姜三両、大棗十二枚、黄耆二両。右六味、以水八升、煮取三升、温服一升、須臾、飲熱稀粥一升余、以助薬力、温服取微汗、若不汗更服。

（超意訳）

黄汗病は両脛が冷えるが、発熱している場合は黄汗病ではなくて、風寒湿を感受して起こる歴節病である。食後に汗が出たり、常に寝汗をかいたりする場合は黄汗病ではなくて、気虚の一種である労気という病気である。

黄汗病では、発汗すると症状が治まるが、汗が引いたのにかえって発熱する状態が長引くと、必ず皮膚がガサガサに乾燥してくる。この発熱が治まらないと必ず悪瘡が生じる。「身体が重かったのに汗をかくとすぐに軽くなる」というのが続くと、気虚＋陰虚になる。必ず体中の筋肉がぴくつき、胸の中が痛み、また汗は決まって腰から上にだけ出て下には出ず、腰のあたりが痛み、皮下に物が埋まっている感じがする。激しい場合には食欲がなく、身体が疼痛して重たく、煩燥し、尿が出ない。これは黄汗病である。桂枝加黄耆湯がよい。

【桂枝加黄耆湯】

桂枝3両、芍薬3両、甘草2両、生姜3両、大棗12個、黄耆2両を8升の水に入れ、3升になるまで煮詰めたら、1回1升を温服する。その後ですぐに熱い重湯を1升ばかり飲ませ、薬力を助ける。温服後微かに発汗する。発汗しなければ更に服用させる。

黄汗病は前条で出たばかりだが、湿が体内に溜まっている。そこへ熱が結びついて汗で出てきている。似て非なる病態として、ここでは歴節病と労気をあげて注意を促している。桂枝加黄耆湯は桂枝湯＋黄耆で、発汗解肌＋利水＋その後に

止汗という作用をもつ。

第30条　師曰、寸口脈遅而濇、遅則為寒、濇為血不足。趺陽脈微而遅、微則為気、遅則為寒、寒気不足、則手足逆冷。手足逆冷、則営衛不利、営衛不利、則腹満脇鳴相逐。気転膀胱、営衛倶労。陽気不通即身冷、陰気不通即骨疼。陽前通則悪寒、陰前通則痺不仁、陰陽相得、其気乃行、大気一転、其気乃散、実則失気、虚則遺尿、名曰気分。

（超意訳）
　寸脈が遅濇のとき、遅は寒を、濇は血の不足を表す。趺陽脈が微遅のとき、微は気虚を、遅は寒を表す。寒でしかも気が不足すれば、手足は冷え上がる。手足が冷え上がるのは、営衛が通じていないからだ。営衛が通じていなければ、腹が膨満し、脇のあたりで腹鳴がする。すると気は膀胱へ降り、営衛両方が虚衰する。陽気が通じなば身体は冷え、陰気が通じなければ骨に疼痛を覚える。陽が通じなければ悪寒がし、陰が通じなければ痺れて感覚がなくなる。陰陽がぶつかり、気が巡れば呼吸がうまくいくが、気が散じてしまうと、実であればおならが出るし、虚であれば尿が漏れる。こういう病気を気分病という。

　第20条で血分を扱ったが、そのシリーズと考えられる。条文の構成もそっくりだ。
　大気一転は、大気すなわち我々の周囲にある空気が、肺に入って、次に出る。これで一転したことになるだろう。

第31条　気分、心下堅、大如盤、辺如旋杯、水飲所作、桂枝去芍薬加麻辛附子湯主之。
【桂枝去芍薬加麻黄細辛附子湯方】
桂枝三両、生姜三両、甘草二両、大棗十二枚、麻黄、細辛各二両、附子一

枚炮。右七味、以水七升、煮麻黄、去上沫、内諸薬、煮取二升、分温三服、当汗出、如蟲行皮中則癒。

> （超意訳）
>
> 気分病で、心下を触れると大きな円い鉢を伏せたように堅いのは、水飲が原因である。桂枝去芍薬加麻辛附子湯がよい。
>
> 【桂枝去芍薬加麻黄細辛附子湯（桂姜棗草黄辛附湯）】
>
> 桂枝3両、生姜3両、甘草2両、大棗12個、麻黄、細辛各2両、炮附子1個を用意する。7升の水に麻黄を入れて煎じ、浮いた泡を除いたら他の薬を投入し、2升になるまで煮込み、3分割し、1日3回温服する。汗が出て虫が皮下を這うような感じがあれば治る。

構成を並べ替えると、麻黄・桂枝・細辛・附子・大棗・生姜・甘草である。麻黄・桂枝・細辛は小青竜湯にある配合で、これに附子が加わり、心下の水を直接追うのではなく発汗で治す。

第32条　心下堅、大如盤、辺如旋杯、水飲所作、枳朮湯主之。
【枳朮湯方】
枳実七枚、白朮二両。右二味、以水五升、煮取三升、分温三服、腹中輭、即当散也。

> （超意訳）
>
> 心下を触れると大きな円い鉢を伏せたように堅いのは、水飲が原因である。枳朮湯がよい。
>
> 【枳朮湯】
>
> 枳実7個、白朮2両を5升の水に入れ、煮取3升になるまで煮込んだら、3分割し、1日3回温服する。腹中が柔らかくなったら、気分病は散らされ治ったということだ。

「心下堅、大如盤、辺如旋盤、水飲所作」は第31条と全く同じ文章である。第31条と同じくここでも気分病なのだろう。それにしては、主治の処方が2つもあり、何だか空に太陽が2つあるような気分になる。水飲が心下に堅く結しているのであれば、枳実でこれを破り、白朮で水を乾かす本方のほうがより適切だとわかる。

<附方>

第33条　外台
【防已黄耆湯】
治風水、脈浮為在表、其人或頭汗出、表無他病、病者但下重、従腰以上為和、腰以下当腫及陰、難以屈伸。方見風湿中。

> （超意訳）
> 【防已黄耆湯】
> 　風水病患者で、浮脈で、頭汗があり、表に他の病がなく、下半身だけが重たく感じ、腰から上は特になにもないが、腰から下は浮腫が陰部にまで及び、下肢の屈伸ができないようなものを治す。処方は風湿のところを参照のこと。

　防已黄耆湯は痙湿暍病脈証第2にも、本編（水気病）の第22条にも出てきたので、ここでは省略する。

JCOPY 498-06930

黄疸病脈証并治第 15

第 1 条　寸口脈浮而緩、浮則為風、緩則為痺、痺非中風。四肢苦煩、脾色必黄、瘀熱以行。

（超意訳）
　寸脈が浮緩であるとき、浮は風病を、緩は痺病を表すが、この痺病は中風によるものではない。四肢が動かしづらく、脾の色である黄色が皮膚にきまって必ず現れるので、これは脾が失調し、瘀熱が全身を廻っているのである。

　いまでいう黄疸と同じと考えてよいだろう。漢方ではこれは「湿熱」が循環していると捉える。湿は本来、脾が健康であれば処理できるはずだし産生もされないはずだが、脾が失調すると生まれる。

第 2 条　趺陽脈緊而数、数則為熱、熱則消穀、緊則為寒、食即為満。尺脈浮為傷腎、趺陽脈緊為傷脾。風寒相搏、食穀即眩、穀気不消、胃中苦濁、濁気下流、小便不通、陰被其寒、熱流膀胱、身体尽黄、名曰穀疸。額上黒、微汗出、手足中熱、薄暮即発、膀胱急、小便自利、名曰女労疸。腹如水状、不治。心中懊憹而熱、不能食、時欲吐、名曰酒疸。

（超意訳）
　関脈（胃脈）が緊数で、数は熱を、熱は消穀を表し、緊は寒を表し、食べるとすぐ満腹になる。尺脈浮は腎の損傷を、関脈緊は脾の損傷を表す。風寒がぶつかる結果、食べればめまいがし、食物は消化されず胃に残り、胃中が苦しく濁気で一杯になる。その濁気が下流し膀胱へ至るが、さて尿は出にく

い。陰は寒性を帯び湿と化し、陽である熱は膀胱へ流れ落ちるが、膀胱作用の低下によりこれが全身へ廻り、身体中が黄色くなる。穀疸である。

体中が黄色く、額上が黒っぽく、汗が少なく、手足は熱く、夕方になると発症し、尿意が強くなり、尿が自然に出るものは、女労疸である。腹に水が溜まっているものは治らない。

体中が黄色く、胸が悶々と苦しく、熱があり、食べられず、時に吐きたくなるのは酒疸という。

脾胃に湿熱がこもり、皮膚に溢れて黄疸となる。穀疸は食物によるものだ。

「額上黒」は腎の真臓色（黒）であり凶証だ。「微汗出、手足中熱、薄暮即発」は陰虚熱であろう。セックスのし過ぎで黄疸を起こしているのが女労疸（→腎陰虚）だ。そして虚熱を発している。腹に水が溜まっているのは脾気虚で、全身へ水が届かない。しかも陽気が失せて冷えているので腎陽虚でもある。

酒疸はいわゆるアルコール性肝障害に相当する。

第3条　陽明病脈遅者、食難用飽、飽則発煩、頭眩、小便必難、此欲作穀疸。雖下之、腹満如故、所以然者、脈遅故也。

（超意訳）

陽明病のようで脈遅であり、食べるとすぐに食欲が失せ、悶々としてきてめまいがし、必ず尿が出にくくなる。これは穀疸を発症しようとしているのだ。患者を下しても腹満は変わらない場合、胃実証ではない。脈遅がそれを表している。

穀疸が陽明病？　陽明病で脈遅？　陽明の病は胃家実ではなかったか。ここでは、陽明病そのものではない、鑑別せよということだろう。胃家実ならば当然脈は数で、瀉下が正攻法だ。脈遅だから真虚仮実である。脾の力も当然落ちている。

第 4 条　夫病酒黄疸、必小便不利、其候心中熱、足下熱、是其証也。

> （超意訳）
> 　酒疸になると、必ず尿は出にくく、心中に熱がこもり、足も熱くなるというのがその証だ。

　酒疸については第 2 条で触れた。「夫病酒黄疸」をみて、夫が酒を飲みすぎて肝臓を壊し黄疸になった、という独自解釈をしている人がいたが、まんざら外れではないところが恐ろしい。

第 5 条　酒黄疸者、或無熱、靖言了、腹満、欲吐、鼻燥、其脈浮者、先吐之。沈弦者、先下之。

> （超意訳）
> 　酒疸になり、熱がなく、会話は落ち着いて明瞭で、腹満があり、嘔気がして、鼻腔内が乾燥し、脈浮である場合はまず吐かせよ。沈弦であれば、まず瀉下せよ。

　酒疸の病勢がそれほどでもないが、どちらの方向へ向かうかわからないときの見分け方と治療法が書いてある。上のほうへ向かう湿熱は上から、下の方へ向かうものは下から、それぞれ排出口に近いところから追い出すのである。

第 6 条　酒疸、心中熱欲嘔者、吐之癒。

> （超意訳）
> 　酒疸で、胸の中に熱がある感じがして嘔吐したがる場合は、吐けば治る。

　第 5 条で述べたので省略する。

第7条　酒疸下之、久久為黒疸、目青面黒、心中如噉蒜韲状、大便正黒、皮膚爪之不仁、其脈浮弱、雖黒微黄、故知之。

（超意訳）
　酒疸を下し続けると黒疸になる。眼は青く、顔面は黒くなり、ニンニクの和え物を食べたように胸が苦しくなり、大便は黒くなり、皮膚を爪で引っ掻いてもわからず、脈が浮弱で、色が黒いがわずかに黄色がかっていれば黒疸だとわかる。

　酒疸は第5条と第6条で述べたように、吐下いずれかの治療をするが、やがて陰は減ってしまい、身体は干からびてしまう。しかし熱は一向に出て行かないので黒変していくのだろう。

第8条　師曰、病黄疸、発熱煩喘、胸満口燥者、以病発時、火劫其汗、両熱所得、然黄家所得、従湿得之。一身尽発熱、面黄、肚熱、熱在裏、当下之。

（超意訳）
　黄疸病で、発熱し胸が煩して喘鳴がし、胸が一杯で口が乾く場合は、発病時に火でもって無理やり発汗させたため、元々あった熱に火の熱も加わって両方の熱を得たのだ。黄疸も湿もあったのだ。全身が熱く、顔は黄色く、腹も熱いと、熱は裏にあるのだから下すべきだ。

　火劫とは、ここでは温灸を指す。本条では、黄疸はすでに述べたように吐下させるべきなのに、誤って発汗をかけてしまった、すると症状がひどくなってしまった、ということだ。ここでの正当な治療法は、瀉下だといっている。

第9条　脈沈、渇欲飲水、小便不利者、皆発黄。

JCOPY 498-06930

（超意訳）

　脈沈で、口渇がして水を飲みたがるが、尿が出ない場合は、全員黄疸になる。

　これまで書いてきたことのまとめだ。湿熱＋尿不利だと、黄疸になるしかない。なぜならば、湿熱の逃げ場がないからだ。

第 10 条　腹満、舌痿黄、燥不得睡、属黄家。

（超意訳）

　腹が膨れ、舌が痿えた黄色で、気分がざわざわとして眠れないものは、黄疸である。

　湿熱がこもり、舌まで黄色くなり、熱の上擾で脳が落ち着かず眠れない。黄家とは、黄疸になりやすい人のことである。

第 11 条　黄疸之病、当以十八日為期、治之十日以上瘥、反極為難治。

（超意訳）

　黄疸病は、18 日を目処に治療に当たる。ふつうは 10 日以上経てば治るが、10 日経っても却って症状がひどくなる場合は難治である。

　何で 18 日なのかは不明だが、とにかく黄疸病は 10 日前後で大体落ち着くと書いてある。

第 12 条　疸而渇者、其疸難治、疸而不渇者、其疸可治。発於陰部、其人

必嘔、陽部、其人振寒而発熱也。

（超意訳）
　黄疸で口渇があれば難治で、なければ治せる。黄疸病が裏から始まれば、患者は嘔吐必発であり、表から始まれば、ぶるぶる悪寒がして発熱する。

　口渇の有無は、内熱の強弱を表す。発症起点が陰・陽、すなわちからだの内・外により初発症状が異なるのは、漢方家ならばもう常識だろう。

第13条　穀疸之為病、寒熱不食、食即頭眩、心胸不安、久久発黄、為穀疸。茵蔯蒿湯主之。

【茵蔯蒿湯方】
茵蔯蒿六両、梔子十四枚、大黄二両。右三味、以水一斗、先煮茵蔯、減六升、内二味、煮取三升、去滓、分温三服、小便当利、尿如皂角汁状、色正赤、一宿腹減、黄従小便去也。

（超意訳）
　穀疸病は、寒熱があり、食べられず、食べると頭眩がして胸が気持ち悪くなる。そのうちに発黄するのは、穀疸病だ。茵蔯蒿湯がよい。
【茵蔯蒿湯】
　茵蔯蒿６両、山梔子14個、大黄２両を用意する。まず茵蔯蒿を１斗の水に入れ、４升になるまで煮詰めたら、他の２薬を入れ３升になるまで煮詰め、カスを除き、３分割して１日３回温服する。皂角の汁のように赤い尿が出れば、一晩で腹満は治り、黄疸は尿から排出される。

　穀疸病（第２条）は寒熱症状、食後のめまい、消化不良、尿不利などの症状がある。治療法に茵蔯蒿湯をあげている。３つの精熱薬が入っているが、主薬の茵蔯蒿が清熱利湿である。山梔子は尿から、大黄は便から熱を追い出す。もちろん大便も排泄される。

JCOPY 498-06930

第 14 条　黄家、日晡所発熱、而反悪寒、此為女労得之。膀胱急、少腹満、身尽黄、額上黒、足下熱、因作黒疸。其腹脹如水状、大便必黒、時溏、此女労之病、非水也。腹満者難治。硝石礬石散主之。

【硝石礬石散方】

硝石、礬石焼、等分。右二味、為末、以大麦粥汁和服方寸匕、日三服。病随大小便去、小便正黄、大便正黒、是候也。

> （超意訳）
>
> 　黄疸病はふつう夕刻に発熱するが、逆に悪寒がするのは、セックスのし過ぎによる腎陰虚が原因である。膀胱がしぶり、下腹が膨満し、全身が黄色く、額の上が黒く、足下が熱いのは、黒疸病を発症しようとしている。腹は水がたまっているように脹り、大便は必ず黒く、下痢になることもあるが、これは元来が女労病のためであって、水気病によるものではない。腹が膨満する場合は難治である。硝石礬石散がよい。
>
> 【硝石礬石散】
>
> 　硝石、焼礬石を同量ずつ粉末にしたもの方寸匕 1 杯を大麦粥汁と混ぜ、1日 3 回服用する。病は尿・大便から去る。尿は真っ黄色に、大便は真っ黒になるのが、その徴候だ。

　第 7 条では酒疸→黒疸で発症したが、本条では女労→黒疸について述べている。硝石は KNO_3、礬石は $KAl_3(SO_4)_2(OH)_6$ で、ともに清熱利湿作用を持つ。大麦汁と合わせて胃の損傷を防ぐ。しかし、硝石礬石散は対症療法に過ぎない。腎機能を取り戻すのが本治である。

第 15 条　酒黄疸、心中懊憹、或熱痛、梔子大黄湯主之。

【梔子大黄湯方】

梔子十四枚、大黄一両、枳実五枚、豉一升。右四味、以水六升、煮取二升、分温三服。

（超意訳）

　酒疸で、胸が苦しく、あるいは胸に熱があって痛む場合は、梔子大黄湯が
よい。

【梔子大黄湯】

　山梔子 14 個、大黄 2 両、枳実 5 個、豆豉 1 升を 6 升の水に入れ、2 升に
なるまで煮詰めたら、3 分割して、1 日 3 回温服する。

　酒疸の治療法だ。山梔子・大黄は茵蔯蒿湯にもあった。茵蔯蒿湯は穀疸の治療
処方だが、酒も食物と考えればよい。大黄・枳実は逐下である。山梔子・豆豉は
梔子豉湯だ。忘れたころに出てくる梔子豉湯は、虚煩によい傷寒論処方だ。

第 16 条　諸病黄家、但利其小便、仮令脈浮、当以汗解之、宜桂枝加黄耆
湯主之。方見水病中。

（超意訳）

　黄疸にもいろいろあるが、治療原則は尿を出させることだ。しかし脈浮で
ある場合は、発汗でこれを追い出すべきであり、桂枝加黄耆湯がよい。処方
は水気病脈証并治第 14 を参照のこと。

　黄疸病では湿熱を体外へ出せばよい。体表付近にあれば汗で追い出せばよいか
ら桂枝湯でよい。しかし黄疸の人は脾が弱いから、利水消腫・補脾の黄耆を追加
するのだろう。でも、黄耆は固摂止汗して邪も閉じ込めてしまわないだろうか。

第 17 条　諸黄、猪膏髪煎主之。

【猪膏髪煎方】

猪膏半斤、乱髪如鶏子大三枚。右二味、和膏中煎之、髪消薬成、分再服。
病従小便出。

178

　　　　　　　　　　　　　　　　　　　　　　　　　　　　　　　JCOPY 498-06930

（超意訳）

　各種黄疸には、猪膏髪煎がよい。

【猪膏髪煎】

　豚の皮脂半斤、頭髪鶏卵大 3 個分を合わせて煎じ、髪が溶けて薬が出来
上がったら、2 等分して服用する。病は尿とともに出る。

　猪はブタとすることが多い。乱髪は人間の髪の毛だ。ゲテモノだ。もしこれで
あらゆる黄疸を解決できるのであれば、これまでの議論が無駄になる。

第 18 条　黄疸病、茵蔯五苓散主之。一本云茵蔯湯及五苓散並主之。

【茵蔯五苓散方】

茵蔯蒿末十分、五苓散五分方見痰飲中。右二物和、先食飲方寸匕、日三服。

（超意訳）

　黄疸には茵蔯五苓散がよい。茵蔯五苓散ではなくて茵蔯蒿湯＋五苓散とす
る説もある。

【茵蔯五苓散】

　茵蔯蒿末 10 分、五苓散 5 分（処方は痰飲咳嗽病脈証并治第 12 にあるの
で参照のこと）を混合し、食前に 1 回方寸匕 1 杯を 1 日 3 回服用する。

　これも茵蔯五苓散が黄疸の万能治療薬のように書いてあるが、もちろんそんな
ことはない。黄疸でも湿が勝っている場合に、五苓散部分が効く。なお、茵蔯蒿
湯＋五苓散のほうが、湿にも熱にもしっかり対応できる処方である。

第 19 条　黄疸、腹満、小便不利而赤、自汗出、此為表和裏実、当下之、
宜大黄硝石湯。

【大黄硝石湯方】

大黄、黄柏、硝石各四両、梔子十五枚。右四味、以水六升、煮取三升、去滓、
内消、更煮、取一升、頓服。

> （超意訳）
> 　黄疸で、腹が膨満し、尿が出にくいうえに赤く、自汗が出ている場合は、
> 表は治癒機転が働いているが裏は湿熱が実しているので、下すべきである。
> 大黄硝石湯がよい。
>
> 【大黄硝石湯】
> 　大黄、黄柏各4両、山梔子15個を6升の水に入れ、3升になるまで煮詰
> めたら、カスを除き、硝石4両を入れて更に1升になるまで煮詰め、これ
> を頓服する。

　大黄・山梔子で清熱を、それぞれ便・尿から行う。硝石（芒硝）はいわゆる塩
類下剤だ。黄柏も清熱で、とくに下半身に効くものだ。

第20条　黄疸病、小便色不変、欲自利、腹満而喘、不可除熱、熱除必噦。
噦者、小半夏湯主之。方見痰飲中。

> （超意訳）
> 　黄疸病で、尿の色は変わらず、下痢しそうになり、腹満も喘鳴もある場合
> は熱を除いてはいけない。熱を除けば必ずしゃっくりが続く。こうなった場
> 合は小半夏湯がよい。処方は痰飲咳嗽病脈証并治第12にあるので参照のこ
> と。

　黄疸病で尿の色は正常という。これは熱証ではない。さらに下痢しそうだとも
いう。ということは、本条の患者は寒証だ。だから清熱剤で下してはいけない。
下すと、気が落ち込んでしゃっくりが止まなくなる。小半夏湯で止める。

JCOPY 498-06930

第 21 条　諸黄、腹痛而嘔者、宜柴胡湯。方見嘔吐中。

（超意訳）
　黄疸病で、腹痛がして嘔吐する場合は、小柴胡湯がよい。処方は嘔吐噦下
利病脈証治第 17 のところにあるので参照のこと。

　黄疸病であれば種類を問わず、とにかく嘔吐がするのならば、小柴胡湯がよい。
少陽の位置に邪がいるのだから、他にどんな処方が適当だろうか。

第 22 条　男子黄、小便自利、当与虚労小建中湯。方見虚労中。

（超意訳）
　黄疸があり、尿がどんどん出る頻尿の場合、虚労小建中湯がよい。処方は
血痺虚労病脈証並治第 6 にあるので参照のこと。

　本条は、脾が失調し、固摂不足で尿がどんどん出る。これを気で補う必要があ
る。だから小建中湯となっている。よほど脾虚で、水湿を膀胱へ持って行く力も
弱いのだろう。

<附方>
第 23 条　瓜蒂湯。治諸黄。方見暍病中。

（超意訳）
　瓜蒂湯は各種黄疸病を治療できる。処方は痙湿暍病脈証第 2 にあるので
参照のこと。

　瓜蒂湯は「一物瓜蒂湯」の名称で「痙湿暍病脈証第 2」に既出だ。瓜蒂は催吐
薬である。ここは湿熱を吐かせるのではなく、その苦味が心に入り湿熱を除去す
る作用を期待されている。これも「治諸黄」というが万能ではない。

第24条　千金

【麻黄醇酒湯】

治黄疸。

麻黄三両。右一味、以美清酒五升、煮取二升半、頓服尽。冬月用酒、春月
用水煮之。

> （超意訳）
>
> 【麻黄醇酒湯】
>
> 　黄疸を治療する。
>
> 　麻黄3両を、良質の清酒5升に入れ、2升半になるまで煮詰めたら、頓
> 服で飲み尽くす。酒は冬に用いる。春には酒ではなく水を用いる。

　酒は体内を温めるのに用いる。麻黄で体表を閉じ、内に熱を閉じ込めたところ
でじわっと発汗させ、体内にこもる湿熱を体表から排出させ、黄疸を治すつもり
だろうか。無理がありすぎる。

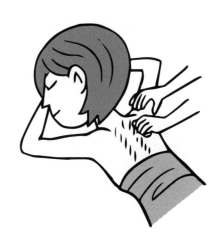

JCOPY 498-06930

驚悸吐衄下血胸満瘀血病脈証治第 16

第1条　寸口脈動而弱、動即為驚、弱則為悸。

（超意訳）
　寸脈が動でしかも弱いとき、動は驚を、弱は悸を表す。

　動脈というのは脈が振動しているような意味ではないか。動悸の原因にはいろいろがあるが、ここでは精神的なものに限っているようだ。例えば「わっ」と驚かされて心臓がトクトクと鳴るようなケースである。

第2条　師曰、尺脈浮、目睛暈黄、衄未止。暈黄去目睛慧了、知衄今止。

（超意訳）
　尺脈浮で、患者が「ものが明瞭に見えない」というならば、出血は続いている。患者が「明瞭に見えるようになった」というならば、出血が今止まったとわかる。

　尺脈浮は、腎熱を表す。熱が肝に及べば、肝は眼に開竅し、血を主り、血は能く視るのだから、視界・視力に異常をきたす。「黄」は視野が黄色いということで、瘀血の存在を表しているのだろう。衄といえばふつうは鼻出血であるが、本条では身体のどこかからの出血と広く考えた方がよい[51]。

---

[51] 鼻出血なら、脈診や問診をせずとも、見ればわかる。

第3条　又曰、従春至夏衄者太陽、従秋至冬衄者陽明。

（超意訳）
　また、春〜夏にかけて出血するものは太陽の病であり、秋〜冬にかけて出血するものは陽明の病であるという。

　太陽膀胱経は鼻の付近を通る（眼の横の睛明穴）し、陽明大腸経（迎香・禾髎穴）も陽明胃経（四白・巨髎・地倉穴）もそうだ。これらの経を流れる気血の勢いと量が増える季節に鼻出血しやすいというのだろう。

第4条　衄家不可汗、汗出必額上陥、脈緊急、直視不能眴、不得眠。

（超意訳）
　出血しやすい人に発汗をかけてはいけない。発汗過多になれば必ず津液を消耗するので、額の上が陥没して眉弓が出張り、脈も緊で急になり、眼球が動かなくなって直視したままとなり、眠れなくなる。

　発汗により脱水となって、眼球運動も障害を受け、眼球正中固定もある（橋出血にみられる）。そうなると眠れないどころか、すでに意識混濁を起こしていると思う。

第5条　病人面無血色、無寒熱、脈沈弦者衄、浮弱、手按之絶者、下血、煩咳者、必吐血。

（超意訳）
　顔に血色がなく、寒熱症状もないとき、脈沈弦であれば鼻出血である。脈浮弱で重按で途絶える場合は下血である。胸が落ち着かず咳をしている場合は、必ず吐血する。

184

顔が蒼白で血の気がないから血虚である。寒熱がなければ、邪の外感もない。そのあとで病態が３つに分かれる。

沈弦脈は陰虚を表し、弦は冷えもしくは痛みを表す。ここは下半身の冷え＋上半身の熱偏在で鼻出血し、その結果、血虚になっている。

脈浮弱＋重按で絶えるのは虚弱な脈であり、気虚＋血虚である。出血による血虚で、鼻出血でなければ下血だ。

３番目の血虚は、上半身に熱がたまり咳をしている。消化器系の出血では咳はないので、喀血だろう。

第6条　夫吐血、咳逆上気、其脈数而有熱、不得臥者死。

（超意訳）
　血を吐くもので、咳が出て気が逆に上り、脈が数で熱があり、起坐呼吸になっている場合は死亡する。

第5条の３番目のケースがより悪化した状態である。咳がガンガンひどくなり、胸に熱がたまり、おそらくは血胸を起こして呼吸困難になっている。これは重篤な状態であり、生命にかかわるだろう。

第7条　夫酒客咳者、必致吐血。此因極飲過度所致也。

（超意訳）
　普段からよく酒を飲むもので咳が続いている場合は、必ず喀血するだろう。酒の飲み過ぎのせいである。

酒は熱性である。飲酒過多で熱が体内にたまる。肺にたまると熱は血に及び、喀血する。あるいは吐血なら、肝硬変→食道静脈瘤の可能性もある。

第8条　寸口脈弦而大、弦則為減、大則為芤。減則為寒。芤則為虚。寒虚相撃、此名曰革。婦人則半産漏下、男子則亡血。

> （超意訳）
> 　寸脈が弦大であるとき、弦は減であり、大は芤大であり、減は寒であり、芤は気血の虚だから、虚と寒が合わさる。この脈を革という。女性は流産や帯下、不正出血などを起こし、男性はいちじるしい血虚である。

　おや、どこかで見た条文だ？　そう、血痺虚労病脈証并治第6で似たものが出てきた。解説はそちらをご参照あれ。

第9条　亡血、不可発其表。汗出則寒慄而振。

> （超意訳）
> 　著しい血虚の場合は、発汗で解表してはならない。汗が出れば悪寒戦慄がする。

　血虚ならば津液も不足しているから、たとえ表寒症でも発汗解表は行ってはならないという。当たり前だ。津液虚損の上に陽気も虚してしまい、陰陽両虚となって生命が危ないからだ。

第10条　病人胸満、唇痿、舌青、口燥但欲嗽水、不欲嚥、無寒熱、脈微大来遅、腹不満、其人言我満、為有瘀血。

> （超意訳）
> 　胸が充満して、口唇がカサカサで、舌は青く、口が乾くが嗽ぐだけで十分で水を飲みたいとまでは思わず、寒熱症状もなく、脈は微大遅脈で、腹の膨満は認めないが膨満感を訴える場合は、体内に瘀血が存在しているのだ。

JCOPY 498-06930

青舌があり、口燥だが飲水するほどではないというから、陰虚はひどくはない。そして寒熱はなく脈遅弱だから、これは瘀血だ。腹満感があるが腹部は平坦ということは、気の流れは悪いが著明な気滞ではない。

第11条　病者如熱状、煩満、口乾燥而渇、其脈反無熱、此為陰伏。是瘀血也、当下之。

（超意訳）
　胸がざわつき充満感があり、口が乾いて水を飲みたがり、一見激しい熱証にみえるが、逆に脈は熱証を呈していない場合、これは熱が陰に潜伏しているのである。これは瘀血だから、瀉下させるべきだ。

　激しい熱証にみえて、脈で診ても顕性ではない場合は、熱が伏しているのだという。その熱は発汗解表では取れない。熱は陽明の部位にあるので、瀉下させるのが正攻法だ。

第12条　火邪者、桂枝去芍薬加蜀漆牡蛎竜骨救逆湯主之。
【桂枝救逆湯方】
桂枝三両去皮、甘草二両炙、生姜三両、牡蛎五両熬、竜骨四両、大棗十二枚、蜀漆三両洗去腥。右為末、以水一斗二升、先煮蜀漆、減二升、内諸薬、煮取三升、去滓、温服一升。

（超意訳）
　火邪に冒された場合は、桂枝去芍薬加蜀漆牡蛎竜骨救逆湯がよい。
【桂枝救逆湯】
　皮を除いた桂枝3両、炙甘草2両、生姜3両、炒った牡蛎5両、竜骨4両、大棗12個、洗って生臭さを取った蜀漆3両を粉末にし、まず蜀漆を1斗2升の水に入れ、2升減ったところで他の薬を入れ、3升になるまで煮詰めた

ら、カスを除き、1升を温服する。

　蜀漆（ジョウザンアジサイ）は催吐・截逆作用がある（ただし有毒）。「截逆」
とは、截瘧すなわち瘧を断ち切ることで、マラリアを治療することだ。間欠的に
熱発するマラリアを火邪と捉えたのであろう。

第13条　心下悸者、半夏麻黄丸主之。
【半夏麻黄丸方】
半夏、麻黄等分。右二味、末之、煉蜜和丸小豆大、飲服三丸、日三服。

（超意訳）
　心下に動悸がする場合は、半夏麻黄丸がよい。
【半夏麻黄丸】
　半夏、麻黄を同量取って粉末にし、蜂蜜で小豆大の丸薬にし、1回3丸、
1日3回服用する。

　麻黄（エフェドリン）には交感神経刺激作用があり、心悸亢進させてしまうが、
麻黄の持つ気管支拡張作用は捨てがたく、半夏の化痰利気作用と合わせれば、本
処方は喘息治療処方の基本的骨組みをなしているとみることができる。

第14条　吐血不止者、栢葉湯主之。
【栢葉湯方】
栢葉、乾姜各三両、艾三把。右三味、以水五升、取馬通汁一升、合煮取一升、
分温再服。

（超意訳）
　吐血が止まらない場合は、栢葉湯がよい。

JCOPY 498-06930

【柏葉湯】
　柏葉、乾姜各3両、艾3把を5升の水に入れ、馬通汁1升と合わせて1升になるまで煮込んだら、2分割し、2回温服する。

　栢葉（柏葉、側柏葉）には収斂止血の作用がある。馬通汁とは馬糞を水に撹拌したもの（！）で、止血・活血の作用をもつ。艾葉も止血薬で、熱薬の乾姜を合わせて全体に温補・止血のための処方である。なお、乾姜には止血作用もある。

第15条　下血、先便後血、此遠血也。黄土湯主之。
【黄土湯方】
亦主吐血衄血。
甘草、乾地黄、白朮、附子炮、阿膠、黄芩各三両、竈中黄土半斤。右七味、以水八升、煮取三升、分温二服。
第16条　下血、先血後便、此近血也。赤小豆当帰散主之。方見狐惑中。

（超意訳）
　第15条　下血する際、通常便が出た後に出血するのは遠血であり、黄土湯がよい。
【黄土湯】
　吐血や鼻出血にもよい。
　甘草、乾地黄、白朮、炮附子、阿膠、黄芩各3両、竈の黄土半斤を8升の水に入れ、3升になるまで煮込んだら、2分割して温服する。
　第16条　下血する際、通常便が出る前に出血するのは近血であり、赤小豆当帰散がよい。処方は百合狐惑陰陽毒病証治第3にあるので参照のこと。

　遠血・近血は出血部位が肛門よりも遠位か近位か、ということのようだ。黄土とは、黄河流域の土でできたかまどの土だろう。煎じた程度で何か溶解してくるものではない。

黄土湯は、補陰清熱（乾地黄・阿膠）＋清熱（黄芩）＋温補（炮附子）＋補脾（甘草・白朮）の構成になっている。炮附子が入るので寒証の下血を治療するつもりだろう。「遠血」だから大腸憩室炎や虚血性大腸炎などによさそうだ。

　赤小豆当帰散は既出である。赤小豆（清熱排膿）＋当帰（活血補血）で排膿する。「近血」だから肛門周囲膿瘍からの出血によいのではないか。

第17条　心気不足、吐血衄血、瀉心湯主之。
【瀉心湯方】
亦治霍乱。
大黄二両、黄連、黄芩各一両。右三味、以水三升、煮取一升、頓服之。

（超意訳）
　心気不足、吐血と鼻出血があれば、瀉心湯がよい。
【瀉心湯】
　霍乱も治す。
　大黄2両、黄連、黄芩各1両を3升の水に入れ、1升になるまで煮込んだら、頓服する。

　現在の三黄瀉心湯だ。便秘によく用いられるが、本来は血熱による出血（迫血妄行）を治療するものだ。止血点を塞ぐというのではなく、出血の本質的病態に迫る治療法という意味ではいかにも漢方的な処方だ。

JCOPY 498-06930

嘔吐噦下利病脈証治第 17

第1条　夫嘔家有癰膿、不可治嘔、膿尽自癒。

（超意訳）
　よく嘔吐をする人で、癰膿が体内にある場合は、嘔吐を止めてはいけない。膿が出尽くせばおのずと嘔吐も治まる。

　本条文は傷寒論の「弁厥陰病脈証治第 12」にも出てくる。普段なら嘔吐に対しては止嘔でよい（対症療法）が、癰や膿を抱えている場合だとだめで、原因治療をせよということだ。

第2条　先嘔却渇者、此為欲解。先渇却嘔者、為水停心下、此属飲家。嘔家本渇、今反不渇者、以心下有支飲故也、此属支飲。

（超意訳）
　嘔吐後に口渇を訴える場合は、治るサインである。口渇して飲水後に嘔吐する場合は、水が心下に停まっている。飲家だ。嘔家に属する人は口渇を訴えるが、訴えない場合は心下に水があるからで、これは支飲に属する。

　嘔吐は生体防御反応なので無闇に止めてはいけない。前条でも嘔吐させれば快癒するといっている。口渇ついでに何か飲んで吐いたら五苓散の証だ。嘔家は口渇を訴えるはずなのに訴えないのは、胃ではなくて胃の外側に水気があるのだ。だから支飲といっている。支飲の治療には何があっただろうか[52]。

第3条　問曰、病人脈数、数為熱、当消穀引食、而反吐者、何也。
師曰、以発其汗、令陽微、膈気虚、脈乃数、数為客熱、不能消穀、胃中虚冷故也。脈弦者虚也。胃気無余、朝食暮吐、変為胃反。寒在於上、医反下之、令脈反弦。故名曰虚。

（超意訳）
＜問＞
　患者の脈が数のとき、数は熱を表すので、患者は食欲も旺盛に食べるはずですが、逆に吐くのはなぜでしょうか。
＜答＞
　患者を発汗させると、陽気は汗とともに失われ、体内の膈気も虚す。数脈になっていてもそれは客熱で、つまり内寒外熱だ。食べても消化できないが、それは胃中の陽気が虚して冷えているからだ。
　弦脈になる場合は陰虚だ。胃気がなくなり、朝食べたものを夕方吐くようになれば、胃反になっている。これは、寒邪が体上部にあるのに医者が間違って下してしまい、胃気とともに胃陰も出てしまったのだ。だから脈は反って弦になるのだ。これは陰虚だ。

　嘔吐患者は普通食欲がないが、食欲がある場合がある。数脈があれば熱証だから「消穀引食（消穀善飢）」になるはずだが、その場合でも、結局は食べた後で吐いてしまう。これを胃反と呼んでいる。誤下後に起きた胃気陰両虚なので、吐いたり下痢したりする。

第4条　寸口脈微而数、微則無気、無気則栄虚、栄虚則血不足、血不足則胸中冷。

（超意訳）

　寸脈が微数の場合、微は気虚を表し、気虚であれば栄（営）血も虚し、栄
虚であれば血が不足し、血不足であれば胸中は冷える。だから吐いてしまう。

　気虚で吐くのは、前条の「胃中虚冷故也」であり「朝食暮吐、変為胃反」とな
った場合だった。本条では血虚で吐くというのだが、血虚から陰虚になっている
のだろうか。なぜ血虚だと「胸中冷」になるのだろう。考えてみよう。

第5条　趺陽脈浮而濇、浮則為虚、濇則傷脾、脾傷則不磨、朝食暮吐、暮食朝吐、宿穀不化、名曰胃反。脈緊而濇、其病難治。

（超意訳）
　趺陽脈が浮濇の場合、浮は気虚を表し、濇は脾の損傷を表す。脾の損傷で
食物は消化されず、朝（夕方）食べたものを夕方（翌朝）に吐くようになり、
食べた物は消化されずに停滞している。これを胃反と呼ぶ。脈緊濇の場合、
難治だ。

　脾が損傷を受けると、食物が分解されずに停滞する。これを嘔吐で外へ出そう
とするのが胃反である。脈緊濇の場合は難治だという。緊ということから、強い
寒が内にいるからだ。

第6条　病人欲吐者、不可下之。

（超意訳）
　病人が嘔気を催している場合、瀉下してはいけない。

　これは第3条で理解したとおりである。"何でも瀉下してしまう藪医者"の仲
間入りをしないように。

第7条 噦而腹満、視其前後、知何部不利、利之即癒。

> （超意訳）
>
> 　噦して腹満がある場合は、尿と大便をみて、どちらが痞えているのかを知った上で、痞えているほうを通せば治癒する。

　噦（しゃっくり）するのは、大便か尿のどちらかが痞えているからだという。非常に疑問だが、しゃっくりは吃逆、呃逆ともいうから、気逆と考えたのだろうか。内にモノが停滞していれば気は降りないので、理解はできる。しかし、しゃっくりは不随意な瞬間的吸気だ。便秘や尿閉でしゃっくりが出るとは思えない。

第8条 嘔而胸満者、茱萸湯主之。
【呉茱萸湯方】
呉茱萸一升、人参三両、生姜六両、大棗十二枚擘。右四味、以水五升、煮取三升、温服七合、日三服。

> （超意訳）
>
> 　嘔吐があって胸満がする場合は、呉茱萸湯がよい。
>
> 【呉茱萸湯】
>
> 　呉茱萸1升、人参3両、生姜6両、細断した大棗12個を5升の水に入れ、3升になるまで煮詰めたら、1回7合を1日3回温服する。

　呉茱萸湯は嘔吐を止める処方であり、嘔吐の原因が上焦にある。しかも呉茱萸、生姜といった温性の止嘔薬を配合してあるところから、寒邪がいることがわかる。

第9条 乾嘔、吐涎沫、頭痛者、茱萸湯主之。方見上。

> （超意訳）

JCOPY 498-06930

からえずきがしても涎しか吐き出せず、頭痛がする場合は、呉茱萸湯がよい。処方は既出である。

　乾嘔（からえずき）とは「おえ〜、おえ〜」と吐いているつもりなのに、何も出てこない症状である。本条の頭痛は、頭頂の経穴である 百会（＝諸陽の集まるところ）へ寒邪が昇ってくるために起こると考える。

第 10 条　嘔而腸鳴、心下痞者、半夏瀉心湯主之。
【半夏瀉心湯方】
半夏半升洗、黄芩、乾姜、人参各三両、黄連一両、大棗十二枚、甘草三両炙。
右七味、以水一斗、煮取六升、去滓、再煮取三升、温服一升、日三服。

（超意訳）
　嘔吐して腸がゴロゴロ鳴り、心下が痞えた感じがするという場合には、半夏瀉心湯がよい。
【半夏瀉心湯】
　洗半夏半升、黄芩、乾姜、人参各 3 両、黄連 1 両、大棗 12 個、炙甘草 3 両を 1 斗の水に入れ、6 升になるまで煮詰めたら、カスを除き、さらに 3 升になるまで煮詰め、1 回 1 升を 1 日 3 回温服する。

　半夏瀉心湯は傷寒論にもあり、寒邪が表にいて発汗すべきところを誤下して、寒邪が心下に落ち込んだ状態（心下痞）の治療法だ。内寒が虚寒証の下痢を起こし、正気（胃気）は上昇し熱を帯びるから、黄連・黄芩で上を清熱するのである。

第 11 条　乾嘔而利者、黄芩加半夏生姜湯主之。
【黄芩加半夏生姜湯方】
黄芩三両、甘草二両炙、芍薬二両、半夏半升、生姜三両、大棗十二枚。右

六味、以水一斗、煮取三升、去滓、温服一升、日再、夜一服。

> （超意訳）
> 　からえずきがして下痢する場合は、黄芩加半夏生姜湯がよい。
> 【黄芩加半夏生姜湯】
> 　黄芩3両、炙甘草2両、芍薬2両、半夏半升、生姜3両、大棗12個を1斗の水に入れ、3升になるまで煮詰めたら、カスを除き、1回1升を日中に2回、夜にもう1回、温服する。

　黄芩加半夏生姜湯は、黄芩湯＋半夏・生姜だが、ともに傷寒論「弁太陽病脈証并治下第7」に出てくる[53]。太陽病・少陽病の合病で下痢している場合には黄芩湯、さらに嘔吐があれば黄芩加半夏生姜湯がよいという。半夏瀉心湯（第10条）の改良版ともいえる。

第12条　諸嘔吐、穀不得下者、小半夏湯主之。方見痰飲中。

> （超意訳）
> 　いろんなタイプの嘔吐で、ものを食べると下痢してしまう場合は、小半夏湯がよい。処方は痰飲咳嗽病脈証并治第12を参照のこと。

　「第12」では、支飲による嘔吐に対して小半夏湯を用いたが、本条では食べると下痢する嘔吐だという。やはり痰飲が内部にあり、身体は吐くか下痢するかで排出しようとしているのである。

第13条　嘔吐而病在膈上、後思水者解、急與之。思水者、猪苓散主之。
【猪苓散方】

---

[53] 太陽与少陽合病、自下利者、与黄芩湯。若嘔者、黄芩加半夏生姜湯主之。

猪苓、茯苓、白朮各等分。右三味、杵為散、飲服方寸匕、日三服。

> （超意訳）
> 　病が膈上にあり、嘔吐後に水を欲しがる場合は、水を飲めば自然に治る。急いで飲ませよ。飲水以外に治療が必要であれば猪苓散がよい。
> 【猪苓散】
> 　猪苓、茯苓、白朮各等分を突き砕いて粉末にし、1 回 1 方寸匕を 1 日 3 回服用する。

　嘔吐したら膈（横隔膜）の水分はマイナスになる。そこで水を飲みたいというのなら、体は自力で水を補正しようとしているわけだから、自然に治るというわけだ。ならば猪苓散（利水消腫）の出番はないはずだ。

第 14 条　嘔而脈弱、小便復利、身有微熱、見厥者、難治、四逆湯主之。
【四逆湯方】
附子一枚生用、乾姜一両半、甘草二両炙。右三味、以水三升、煮取一升二合、去滓、分温再服、強人可大附子一枚、乾姜三両。

> （超意訳）
> 　嘔吐して脈が弱く、排尿はあり、微熱があるが身体が冷え切っているのは難治である。四逆湯がよい。
> 【四逆湯】
> 　生附子 1 個、乾姜 1 両半、炙甘草 2 両を 3 升の水に入れ、1 升 2 合になるまで煮詰めたら、カスを除き、2 分割して 1 日 2 回温服する。丈夫な人は大附子は 1 個、乾姜は 3 両にする。

　脈弱で、尿はあるというより止められない、体が冷え切っている、代謝が著しく低下しているのだ。微熱は虚熱であり、陰陽離決しようとしているときにみられる、体上部の熱である。重篤だ。四逆湯で回陽救逆する。

第15条　嘔而発熱者、小柴胡湯主之。
【小柴胡湯方】
柴胡半斤、黄芩三両、人参三両、甘草三両、半夏半斤、生姜三両、大棗十二枚。右七味、以水一斗二升、煮取六升、去滓、再煎取三升、温服一升、日三服。

（超意訳）
　嘔吐して発熱がある場合は、小柴胡湯がよい。
【小柴胡湯】
　柴胡半斤、黄芩3両、人参3両、甘草3両、半夏半斤、生姜3両、大棗12個、1斗2升の水に入れ、6升になるまで煮詰めたら、カスを除き、再び3升になるまで煮詰めたら、1升を1日3回温服する。

　小柴胡湯については、一番有名な傷寒論「弁太陽病脈証并治中第6」の条文をあげてみよう。

傷寒五六日中風、往来寒熱、胸脇苦満、嘿嘿不欲飲食、心煩喜嘔、或胸中煩而不嘔、或渇、或腹中痛、或脇下痞鞕、或心下悸、小便不利、或不渇、身有微熱、或咳者、小柴胡湯主之。

　つまり、少陽に病があり、寒熱の往来があるようなときの嘔吐にもっともよいということがわかる。

第16条　胃反嘔吐者、大半夏湯主之。
【大半夏湯方】
半夏二升洗完用、人参三両、白蜜一升、右三味。以水一斗二升和蜜、揚之二百四十遍、煮取二升半、温服一升、余分再服。

（超意訳）

JCOPY 498-06930

胃反で嘔吐する場合は、大半夏湯がよい。

【大半夏湯】

　洗半夏 2 升を丸ごと、人参 3 両、白蜜 1 升を、水 1 斗 2 升に入れて混合し、よくかき混ぜ、2 升半になるまで煮詰めたら、1 回 1 升を温服し、余ったものを後に再度服用する。

　小半夏湯（第 12 条）と胃反（第 5 条）を復習しよう。本条では人参で痞えを取るのだが、脾胃の損傷を考えると、蜜とともに補脾も大いに期待されているものと思う。痞えを取るなら厚朴を足したり、何なら生姜も使ったりすればいいと思う。

第 17 条　食已即吐者、大黄甘草湯主之。

【大黄甘草湯方】

大黄四両、甘草一両。右二味、以水三升、煮取一升、分温再服。

（超意訳）

　食後すぐに吐く場合は、大黄甘草湯がよい。

【大黄甘草湯】

　大黄 4 両、甘草 1 両を 3 升の水に入れ、1 升になるまで煮詰めたら、2 回分に分けて、それぞれ温服する。

　ここも条文が簡単すぎてどうしようもないが、「食已即吐」から考えるに、何かが消化管（しかもかなり上のほう）に詰まっているのだろう。大便ではない。そうすると別の処方がいいのではないか。

第 18 条　胃反吐而渇、欲飲水者、茯苓沢瀉湯主之。

【茯苓沢瀉湯方】

茯苓半斤、沢瀉四両、甘草二両、桂枝二両、白朮三両、生姜四両。右六味、以水一斗、煮取三升、内沢瀉、再煮取二升半、温服八合、日三服。

> （超意訳）
> 　胃反で嘔吐して口渇があり、水を飲みたがる場合は、茯苓沢瀉湯がよい。
> 【茯苓沢瀉湯】
> 　茯苓半斤、甘草2両、桂枝2両、白朮3両、生姜4両を1斗の水に入れ、3升になるまで煮詰めたら、沢瀉4両を入れ、再び2升半になるまで煮詰めたら、1回8合を1日3回温服する。

　胃反で嘔吐なら大半夏湯（第16条）がよかった。また、嘔吐して口渇があり、水を飲みたがる場合は猪苓散（第13条）がよかった。では胃反・嘔吐・口渇・欲飲水であれば大半夏湯合猪苓散…というわけにはいかないのだろうか。よくわからない。

第19条　吐後、渇欲得水、而貪飲者、文蛤湯主之。兼主微風脈緊頭痛。
【文蛤湯方】
文蛤五両、麻黄、甘草、生姜各三両、石膏五両、杏仁五十個、大棗十二枚。右七味、以水六升、煮取二升、温服一升、汗出即癒。

> （超意訳）
> 　嘔吐した後、口渇があり、水を貪り飲む場合は、文蛤湯がよい。軽い風寒を受けて脈緊で頭痛がする場合にもよい。
> 【文蛤湯】
> 　文蛤5両、麻黄、甘草、生姜各3両、石膏5両、杏仁50個、大棗12個を6升の水に入れ、2升になるまで煮詰めたら、1升を温服する。汗が出ればすぐに治る。

　これも、胃反でなければ五苓散でもよさそうな条文だ。しかし処方内容をみる

と、大青竜湯＋文蛤に近い（もしくは麻杏甘石湯のほうが近いか）。肺熱に使うような処方になっているが、条文からはそういう症状は読み取りにくい。

第 20 条　乾嘔吐逆、吐涎沫、半夏乾姜散主之。
【半夏乾姜散方】
半夏、乾姜各等分。右二味、杵為散、取方寸匕、漿水一升半、煎取七合、頓服之。

> （超意訳）
> 　からえずきがして、嘔吐し、唾液を吐く場合は、半夏乾姜散がよい。
> 【半夏乾姜散】
> 　半夏、乾姜等量を取り、粉末にし、1 方寸匕を、漿水 1 升半に入れ、7 合になるまで煮詰めたら、これを頓服する。

　これも一見、呉茱萸湯（第 9 条）で間に合うと思うのだが、やはり頭痛がないので、別の証だと考える。ここでも胃に冷えがあるからこのような症状が出るわけで、乾姜でぐんと温め、半夏で嘔気を止めるわけだ。

第 21 条　病人胸中似喘不喘、似嘔不嘔、似噦不噦、徹心中憒憒然無奈者、生姜半夏湯主之。
【生姜半夏湯方】
半夏半升、生姜汁一升。右二味、以水三升、煮半夏取二升、内生姜汁、煮取一升半、小冷、分四服、日三、夜一、嘔止停後服。

> （超意訳）
> 　患者の胸中がゼーゼーいうが喘息ではなく、嘔吐しそうでせず、しゃっくりしそうでしない、胸中全体が落ち着かずどうしようもない場合、生姜半夏湯がよい。

【生姜半夏湯】

　半夏半升、生姜の絞り汁１升を用意する。まず半夏を３升の水に入れ、２升になるまで煮詰めたら、生姜汁を加え、１升半になるまで煮詰めたら少し冷まして、４回に分けて（日中３回、夜１回）服用する。嘔気が治まれば服用を止める。

　ここでよく比較されるのが小半夏湯、半夏乾姜散だ。生姜（温胃止嘔・発汗解表）、乾姜（温中回陽・温肺化痰）作用をそれぞれ活かすのだが、ここで生の生姜絞り汁を用いるのは、これに開竅化痰、つまり気付け的な作用があるからではないか。はっきりしない患者に飲ませるのだ。

　以上で嘔吐の項を終える。

第22条　乾嘔噦、若手足厥者、橘皮湯主之。

【橘皮湯方】

橘皮四両、生姜半斤。右二味、以水七升、煮取三升、温服一升、下咽則癒。

（超意訳）

　からえずきとしゃっくりがあり、手足が冷え切ってしまう場合は、橘皮湯がよい。

【橘皮湯】

　橘皮４両、生姜半斤を７升の水に入れ、３升になるまで煮詰めたら、１升を温服し、これを飲み込めば治癒する。

　ここから噦の話に移る。

　橘皮・生姜は気を降ろす作用がある。体内に寒が居座って起こるのではなく、たまたま上焦に気滞があるために四肢に気が至らず冷えているのであれば、少し気を流してやればすぐに癒える。

JCOPY 498-06930

第 23 条　噦逆者、橘皮竹茹湯主之。
【橘皮竹茹湯方】
橘皮二升、竹茹二升、大棗三十枚、生姜半斤、甘草五両、人参一両。右六味、以水一斗、煮取三升、温服一升、日三服。

> （超意訳）
> 　しゃっくりには橘皮竹茹湯がよい。
> 【橘皮竹茹湯】
> 　橘皮 2 升、竹茹 2 升、大棗 30 個、生姜半斤、甘草 5 両、人参 1 両を 1 斗の水に入れ、3 升になるまで煮詰めたら、1 回 1 升を 1 日 3 回温服する。

　橘皮竹茹湯には、橘皮湯の橘皮・生姜に加えて竹茹・大棗・甘草・人参とあり、しかも大棗・甘草は傷寒・金匱の処方にしてはかなり大量である。よほど補気したいのだろうか。なお竹茹は清熱薬だが、上昇する熱（しゃっくり）を冷ますために用いられていると思われる。
　噦の話はこれで終わりだ。

第 24 条　夫六腑気絶於外者、手足寒、上気、脚縮、五臓気絶於内者、利不禁、下甚者、手足不仁。

> （超意訳）
> 　体の外側で六腑の気が絶えた場合は、手足は寒く、気は上がり、脚は縮む。体の内側で五臓の気が絶えた場合は、下痢が止まらずひどく、手足が麻痺する。

　ここから章末まで下痢の話が続く。
　腑の気（胃気）が不足しても、軽症で済む。しかし臓の気が不足すると、下痢すなわち津液のダダ洩れで、生命に危険が及ぶ。手足の麻痺は脳機能の低下と考えてもよいし、末梢の問題と捉えてもよいが、いずれにせよ危険だ。

第25条　下利、脈沈弦者、下重。脈大者、為未止。脈微弱数者、為欲自止、雖発熱不死。

（超意訳）
　下痢して脈沈弦であれば、裏急後重（渋り腹・テネスムス）がある。脈大であれば、まだ下痢が止まっていない。脈が微弱数であれば、自然に止まろうとしているので、発熱していても死ぬことはない。

　下痢を3つの脈証で鑑別している。脈沈弦の下痢は、体内下部に冷えが集まっているのをあらわす。脈大は邪が旺盛なのだろう。脈微弱数は、普通は正気が衰えているので命にかかわるが、邪気も衰えているのであれば、自然回復の途上とも考えられる。下痢を脈で鑑別するのはすごいが、普通は問診すれば済む。

第26条　下利、手足厥冷、無脈者、灸之不温、若脈不還、反微喘者死。少陰負趺陽者、為順也。

（超意訳）
　下痢で、手足が冷え上がり脈が触れない場合で、灸で温めても温まらず、脈が戻ってこないで、かえって微かにゼイゼイいう場合は死ぬ。手の少陰脈が触れないのに足の趺陽脈が触れるのは、順当に回復している証左である。

　陽虚・気虚著しい状態だ。そこに温灸（強烈な補陽）を施しても全然脈が戻ってこないのは危険である。「反微喘」というのは気も尽きようとしている。「少陰負趺陽」は、少陰が趺陽（陽明）に負けること。これが「為順」というから、自然な状態だ。だから自然に健康な状態に戻るという。

第27条　下利、有微熱而渇、脈弱者、令自癒。

JCOPY 498-06930

（超意訳）

　下痢があり、微熱があって口渇があり、脈が弱である場合は、自然と治る。

　これは第 26 条の前半と逆パターンだ。治癒の見込みが大有りという場合だ。口渇は津液不足を表し、当然であるが少しずつ飲水すればよい。

第 28 条　下利、脈数、有微熱汗出、令自癒。設脈緊、為未解。

（超意訳）

　下痢があり、脈が数であり、微熱があって、汗が出ていれば、自然に治ろうとしている。もし脈が緊であれば、まだ治癒はしない。

　これも前半は、第 26 条から続く自然治癒のケースだ。発汗できるので、邪をそれで追い出せる。発汗しすぎは津液不足を起こすので、少しずつ飲水すればよい。後半は第 25 条の脈沈弦を脈沈緊と考えて、寒性の邪気が下部に集まっているケースととらえれば理解できる。

第 29 条　下利、脈数而渇者、令自癒。設不差、必清膿血、以有熱故也。

（超意訳）

　下痢があり、脈が数で口渇があれば、自然に治ろうとしている。治らない場合は必ず膿血便を排出するが、これはまだ熱があるからである。

　前半は自然治癒のケースだ。第 27 条と第 28 条を足したものなので、もうよいだろう。後半は下焦に熱が存在するために、普通の下痢が血便に変わるということだ。

第 30 条　下利、脈反弦、発熱身汗者、自癒。

（超意訳）

　下痢があり、脈弦で、発熱と全身の発汗があれば、これはやはり自然に治癒しようとしている。

　これまでの流れから、下痢＋脈沈弱数であれば自然治癒に近い。しかしここでは脈が弦であるという。ここで第 25 条を思い出すと、下重するのだろうか。いや、続いて発熱＋発汗があるということは、第 28 条と同じだから、自然治癒傾向だ。

第 31 条　下利気者、当利其小便。

（超意訳）

　下痢があり、排便時にガスも出る場合は、利尿をかけるとよい。

　「下利気」に利尿がよいとなると、本条の病態は、小腸における清濁の泌別がうまく作動していないのだろうか。ここでは小便から出るべきものが、ガスとなって大便に混じっていると考えるのだろうか。よくわからない。

第 32 条　下利寸脈反浮数、尺中自濇者、必清膿血。

（超意訳）

　下痢があれば、寸脈が脈沈弱数となると思いきや、意外にも浮数で、かつ尺脈が濇である場合は、必ず膿血便を排出する。

　尺脈濇は陰の不足である。下痢で津液を失っているのである。第 29 条にもあったが、数脈なので熱を持っていることがわかる。陰を失っているのに熱下痢があるとすれば、これは膿血便になっているはずだ。

　　　　　　　　　　　　　　　　　　　　　　JCOPY 498-06930

第 33 条　下利清穀、不可攻其表、汗出必脹満。

（超意訳）
　下痢で未消化便を排出している場合は、表を攻撃してはならない、もしそれをすると汗が出て必ず腹が膨満してしまう。

　こんどは未消化便の下痢だ。脾胃が極端に弱っている。虚寒性の下痢だろうから温裏散寒するのが順当だ。

第 34 条　下利、脈沈而遅、其人面少赤、身有微熱。下利清穀者、必鬱冒、汗出而解、病人必微厥。所以然者、其面戴陽、下虚故也。

（超意訳）
　下痢があり、脈は沈遅でも、顔が少し赤い場合は微熱がある。下痢で未消化便が出ている場合は、必ずぼうっとのぼせた感じになるが、これは汗が出れば治る。患者は必ず少し冷え上がる。下半身は陽が著しく不足し寒気が旺盛であり、顔には僅かな陽気が集まっているだけだからである。

　かなり意訳したが、下痢で下は虚して空っぽ、上に虚熱が上がっている状態だ。非常に危険な証とされている。

第 35 条　下利、後脈絶、手足厥冷、晬時脈還、手足温者生、脈不還者死。

（超意訳）
　下痢の後で脈が途絶え、手足が冷え上がったが、一晩経過して脈が触れるようになり、手足が温かくなるものは助かり、脈が触れないままのものは死亡する。

晬は「ひとまわり」という意味で、1日とか1年とかいう周期を巡ってきたということだが、ここでは1日（24時間）経過したという意味でよいと思う。「手足温者」は気が尽きていたわけではなかったということだ。

第36条　下利、腹脹満、身体疼痛者、先温其裏、乃攻其表。温裏宜四逆湯。攻表宜桂枝湯。

【四逆湯方】見上

【桂枝湯方】

桂枝三両去皮、芍薬三両、甘草二両炙、生姜三両、大棗十二枚。右五味、㕮咀、以水七升、微火煮取三升、去滓、適寒温、服一升、服已須臾啜稀粥一升、以助薬力、温覆令一時許、遍身漐漐微似有汗者益佳、不可令如水淋漓、若一服汗出病差、停後服。

（超意訳）

　下痢があり、腹が脹満し身体が痛む場合は、病が裏にあるので先ず裏を温め、続いて表を攻撃する。温裏には四逆湯がよい。攻表には桂枝湯がよい。

【四逆湯】

　処方は既出である。

【桂枝湯】

　皮を除いた桂枝3両、芍薬3両、炙甘草2両、生姜3両、大棗12個をよく砕き、7升の水に入れ、微火で3升になるまで煮詰めたら、カスを除き、適温にして1升を服用し、その後すぐに薄い粥を1升飲んで薬力を助ける。布団などをかぶってしばらくの間体を温め、全身にじわりと汗をかかせる。汗はしっとりとかく程度が適切で、水がポタポタ滴るようではいけない。一服して汗が出て治ったら、それ以上の服用を止める。

先急後緩である。すなわち、まず片付けるべきところと、後でよいところを見極め、順番を間違えないように治療していく。漢方の鉄則だ。処方も漢方の基本なので、本条を噛み締めれば漢方が理解できよう。何でもかんでも「先表後裏」

JCOPY　498-06930

ではないことに注意。

第 37 条　下利、三部脈皆平、按之心下堅者、急下之。宜大承気湯。

（超意訳）
　下痢があるが、寸・関・尺の三部の脈がすべて平脈で、心下部を触診すると堅い場合は、急いで下すべきであり、大承気湯がよい。

　下痢していても下してよい、という例外的な場合がいくつかあげてある。これはその1つめだ。脈は平脈だから気は衰えていない。そして心下部に邪気が停滞している。下してもよいのである。だから大承気湯で下す。

第 38 条　下利、脈遅而滑者、実也、利未欲止、急下之。宜大承気湯。

（超意訳）
　下痢があるが、脈が遅で滑であるのは、邪実である。下痢がなかなか治まる気配がないときは、急いで下すべきであり、大承気湯がよい。

　次で出てくるように、脈滑はこれだけで邪の存在を確定できるので下してよいが、遅脈もあれば邪が寒性を帯びており、なおさら早く追い出さなくてはならないので、峻下剤の大承気湯を用いる。これが下してよい下痢の2つめ。

第 39 条　下利、脈反滑者、当有所去、下乃癒。宜大承気湯。

（超意訳）
　下痢があるが、脈が意外にも滑であるのは、内部にすぐに除去できるものがある、ということなので、下せば治る。大承気湯がよい。

第38条の邪の一部分を述べたようなものだ。これが下してよい下痢の3つめ。

第40条　下利已差、至其年月日時復発者、以病不尽故也、当下之。宜大承気湯。
【大承気湯方】見於痙病篇

（超意訳）
　下痢していたのがすでに治まり、かなりの時期が経ってから再発するのは、病が治りきっていなかったためであり、今度はしっかり下すべきである。大承気湯がよい。
【大承気湯】
　処方は痙湿暍病脈証第2に書いてあるのでそちらを参照のこと。

これが下してよい下痢の4つめ。

第41条　下利譫語者、有燥屎也。小承気湯主之。
【小承気湯方】
大黄四両、厚朴二両炙、枳実大者三枚炙。右三味、以水四升、煮取一升二合、去滓、分温二服。得利則止。

（超意訳）
　下痢があり、うわごとをいう場合は、乾燥した大便があるからである。小承気湯がよい。
【小承気湯】
　大黄4両、炙った厚朴2両、炙った枳実で大ぶりのもの3個を4升の水に入れ、1升2合になるまで煮詰めたら、カスを除き、2分割して2回温服する。排便があればすぐ服薬を止める。

JCOPY 498-06930

　これが下してよい下痢の５つめ。

　なぜここだけ大承気湯ではなくて小承気湯なのか。この根拠となるのは傷寒論の「弁陽明病脈証并治第 8」にある[54]が、実際にはどちらでもよいと思われる。現代では下痢している患者に下剤を投与しようと考える医師はいない。むしろ禁忌である。とくに本条のケースでは譫語も発しており、ルートを確保して補液しないとまずいだろう。

第 42 条　下利、便膿血者、桃花湯主之。
【桃花湯方】
赤石脂一斤、一半剉、一半篩末、乾姜一両、粳米一升。右三味、以水七升、煮米令熟、去滓、温七合、内赤石脂末方寸匕、日三服、若一服癒、余勿服。

> （超意訳）
> 　下痢があり、膿血便が出る場合は、桃花湯がよい。
> 【桃花湯】
> 　赤石脂１斤（半分は砕き、半分は粉末にして篩にかけておく）、乾姜１両、粳米１升を７升の水に入れ、米が熟すまで十分に煮込んだら、カスを除き、７合を取り分け、赤石脂末方寸匕１杯を混ぜて温服する。これを１日３回に分けて服用する。一服で治ったら、残りは飲まない。

　下してよい下痢を５つ紹介した後で、ようやく“止めてもよい下痢”の話に移る。赤石脂（収斂止瀉）は乾姜とともに温薬だ。これに補気の粳米が加わった下痢止め処方だ。すなわち本条は虚寒性の下痢だ。

---

[54] 陽明病、潮熱、大便微鞕者、可与大承気湯。不鞕者、不可与之。若不大便六七日、恐有燥屎。欲知之法、少与小承気湯。湯入腹中、転失気者、此有燥屎也、乃可攻之…（後略）。

第43条　熱利下重者、白頭翁湯主之。

【白頭翁湯方】

白頭翁二両、黄連、黄柏、秦皮各三両。右四味、以水七升、煮取二升、去滓、温服一升、不癒更服。

> （超意訳）
>
> 　熱性の下痢があり、テネスムスがある場合は、白頭翁湯がよい。
>
> 【白頭翁湯】
>
> 　白頭翁2両、黄連、黄柏、秦皮各3両を7升の水に入れ、2升になるまで煮詰めたら、カスを除き、1升を温服する。治らなければ追加服用する。

　白頭翁（キンポウゲ科ヒロハオキナグサの根）は清熱解毒・涼血止痢作用がある。他薬はいずれも寒性薬で、清熱燥湿作用が共通してある。秦皮は収渋作用もある。だから、本処方が適する熱痢も、とくに湿熱性のものだろう。

第44条　下利後更煩、按之心下濡者、為虚煩也、梔子豉湯主之。

【梔子豉湯方】

梔子十四枚、香豉四合絹裏。右二味、以水四升、先煮梔子、得二升半、内豉、煮取一升半、去滓、分二服、温進一服、得吐則止。

> （超意訳）
>
> 　下痢の後でますます胸がざわざわと落ち着かず、心下部を押さえても反発がない場合は、虚煩である。梔子豉湯がよい。
>
> 【梔子豉湯】
>
> 　山梔子14個、絹で裏んだ香豉4合を用意する。まず山梔子を4升の水に入れ、2升半になるまで煮詰めたら香豉を入れ、1升半になるまで煮詰めたら、カスを除き、2分割して、1回分を温服する。吐いた時点で服用を止める。

　「虚煩」は「実煩」と比較して理解するのがよい。実煩は寒邪が胸の奥に入り

JCOPY 498-06930

込んで起こす、ひどい熱を伴う煩躁だ（大青竜湯証）。一方本条（虚煩）は、邪の侵入ではなく、下痢によって気と津液が虚してしまい、相対的に熱を持ったための煩だ。だから心下部を押しても抵抗がない。

第45条　下利清穀、裏寒外熱、汗出而厥者、通脈四逆湯主之。
【通脈四逆湯方】
附子大者一枚生用、乾姜三両強人可四両、甘草二両炙。右三味、以水三升、煮取一升二合、去滓、分温再服。

> （超意訳）
> 　未消化便を下痢し、裏が冷えて表に熱があり、汗が出て冷え上がる場合は、通脈四逆湯がよい。
> **【通脈四逆湯】**
> 　大ぶりの生附子を1個、乾姜3両（頑丈な人は4両でもよい）、炙甘草2両を、3升の水に入れ、1升2合になるまで煮詰めたら、カスを除き、2分割し、それぞれ温服する。

　裏寒外熱という陰陽がくっきりと分離されている状態で、汗が出るのは表の外熱（虚熱）に過ぎない。芯は寒が旺盛で冷えて非常に危険だ。だから急いで裏を温める。生附子は毒だが、治るか死ぬか、一か八かで許されたのであろう。

第46条　下利肺痛、紫参湯主之。
【紫参湯方】
紫参半斤、甘草三両。右二味、以水五升、先煮紫参、取二升、内甘草、煮取一升半、分温三服。疑非仲景方。

> （超意訳）
> 　下痢があって肺が痛む場合は、紫参湯がよい。

【紫参湯】

　紫参半斤、甘草3両を用意する。まず紫参を5升の水に入れ、2升になるまで煮詰めたら、甘草を入れ、1升半になるまで煮詰めたら、分割して3回温服する。張仲景の処方ではない疑いがある。

　紫参（*Salvia chinensis Benth*）は清熱解毒・活血止痛作用があるとされる。肺痛というのがよくわからないが、胸部の痛み全般ととらえるのだろうか。よくわからないから、「疑非仲景方」ということなのだろう。

第47条　気利、訶梨勒散主之。
【訶梨勒散方】<ruby>か<rt></rt></ruby>
訶梨勒十枚煨[55]。右一味、為散、粥飲和、頓服。疑非仲景方。

（超意訳）
　下痢するときにガスも出てくるような場合は、訶梨勒散がよい。
【訶梨勒散】
　埋火の中で蒸した訶梨勒10個を、粉末にし、粥と混ぜて頓服する。張仲景の処方ではない疑いがある。

　訶梨勒（訶子）は渋腸止瀉・斂肺下気作用があるため、下痢やテネスムスに用いられる。第31条にもあったように下痢でガスも一緒に出るわけだから、腸内で発酵が亢進している状況なのかもしれない。

＜附方＞
第48条　千金翼
【小承気湯】

---

[55] 薬剤が入っている湿った紙袋を灰の中で熱して蒸す修治法。

治大便不通、噦、数讝語。方見上。

> （超意訳）
> 【小承気湯】
> 　便秘し、しゃっくりが出て、たびたびうわごとを言うものを治す。処方は既出である。

　これは第 41 条が参考になる。第 41 条では下痢があったが、結局便が残っていたのだ。本条文では「大便不通」だから、躊躇なく小承気湯でよい。本条には「噦」もあるが、噦があるのは大便か小便のどちらかが痞えているからだ（→第 7 条）。本条のように便秘があれば、下すのは理にかなっている。

第 49 条　外台
【黄芩湯】
治乾嘔下利。
黄芩、人参、乾姜各三両、桂枝一両、大棗十二枚、半夏半升。右六味、以水七升、煮取三升、分温三服。

> （超意訳）
> 【黄芩湯】
> 　からえずきして下痢しているものを治す。
> 　黄芩、人参、乾姜各 3 両、桂枝 1 両、大棗 12 個、半夏半升を 7 升の水に入れ、3 升になるまで煮詰めたら、3 分割して 3 回温服する。

　乾嘔下利については、第 11 条で「乾嘔而利者、黄芩加半夏生姜湯主之」とあった。黄芩、炙甘草、芍薬、半夏、生姜、大棗が配合されていた。本条とは若干構成が異なるが、黄芩・半夏・生姜（または乾姜）・大棗が共通で、止嘔を狙っているのだなというのはわかる。

瘡癰腸癰浸淫病脈証并治第18

第1条 諸浮数脈、応当発熱、而反洒淅悪寒、若有痛処、当発其癰。

(超意訳)

　とにかく脈が浮数であれば、発熱しようとしているのだが、ガタガタと悪寒がしてどこかに痛いところがあれば、癰が起ころうとしている。

　癰は細菌感染症の一種で、患部は赤く腫れて熱感と疼痛を伴う。悪寒がするのは菌血症を起こしつつあり、現代ならば適切な抗菌薬を使用すべき段階とみる。

第2条 師曰、諸癰腫、欲知有膿無膿、以手掩腫上、熱者為有膿、不熱者為無膿。

(超意訳)

　癰腫にもいろいろあるが、化膿しているかどうかを知るためには、その上に手を置いてみる。熱感があれば化膿しており、なければ化膿していない。

　癰が化膿をみる大変シンプルな診断法だ。もちろん、現代ではこれだけでは何ともいえない。

第3条 腸癰之為病、其身甲錯、腹皮急、按之濡、如腫状、腹無積聚、身無熱、脈数、此為腹内有癰膿、薏苡附子敗醤散主之。
【薏苡附子敗醤散方】

JCOPY 498-06930

薏苡仁十分、附子二分、敗醤五分。右三味、杵為末、取方寸匕、以水二升、煎減半、頓服。小便当下。

> （超意訳）
>
> 　腸癰病というのは、皮膚は甲錯し腹部は緊張しているが、これを押さえても硬くなく水腫のようで、腹の中には塊はなく、全身に発熱もなく、脈は数である。これは腸に癰膿ができているのである。薏苡附子敗醤散がよい。
>
> 【薏苡附子敗醤散】
>
> 　薏苡仁 10 分、附子 2 分、敗醤草 5 分を粉末にし、1 回に方寸匕 1 杯を 2 升の水に入れて半量になるまで煮詰め、頓服する。尿が出るはずだ。

　腸癰病は、今でいう虫垂炎や大腸憩室炎など下腹部の炎症全般のことだろう。患部を押さえると、大きければぶよぶよと触れるのだろう。薏苡仁は利水消腫薬で、附子はこの少量ならば温経通絡薬だろう。敗醤草[56]（オミナエシ）は排膿解毒作用がある。

第 4 条　腸癰者、少腹腫痞、按之即痛如淋、小便自調、時時発熱、自汗出、復悪寒。其脈遅緊者、膿未成、可下之、当有血。脈洪数者、膿已成、不可下也。大黄牡丹湯主之。

【大黄牡丹湯方】

大黄四両、牡丹一両、桃仁五十個、瓜子半升、芒硝三合。右五味、以水六升、煮取一升、去滓、内芒硝、再煎沸、頓服之、有膿当下、如無膿当下血。

> （超意訳）
>
> 　腸癰の患者は、下腹部が硬く痞え、触れると淋病のように痛がるが、淋病とは異なって尿は滞りなく出る。時々発熱があり、汗も出ているが、悪寒もする。脈が遅緊であれば、膿はまだ完成していないので下してよい。血便が

---

[56] 味噌や醤油などが腐ったような臭いがすることから名付けられたそうだ。

みられるだろう。脈が洪数であれば、膿はすでに完成しているので下しては
ならない。膿が未完成で下す場合には大黄牡丹湯（大黄牡丹皮湯）がよい。
【大黄牡丹皮湯】
　大黄4両、牡丹皮1両、桃仁50個、冬瓜子半升、芒硝3合を用意する。
芒硝以外を6升の水に入れて、1升になるまで煮詰めたら、カスを除き、芒
硝を入れ、再び沸騰させ、これを頓服させる。膿があればそれが出て、膿が
なければ血便が出る。

　発熱＋発汗＋悪寒＋下腹部の圧痛・硬満で、腸癰だろう。ところが淋病にも似
ている。そこで最初に腸癰と淋病を尿で鑑別している。腸癰の場合、次に膿が完
成しているかどうかを脈でみている。下す場合は大黄牡丹皮湯だが、下さない場
合は前条の薏苡附子敗醤散の出番だろう。腸癰は現在なら抗菌薬か手術だ。

第5条　問曰、寸口脈浮微而渋、法当亡血、若汗出。設不汗者云何。答曰、若身有瘡、被刀斧所傷。亡血故也。

（超意訳）
＜問＞
　寸脈が浮微渋であれば、これは失血かまたは汗をかいたのでしょう。汗が
出ない場合は何でしょうか。
＜答＞
　もし体に傷があれば、刀や斧で切りつけられて傷を負い、失血したのであ
ろう。

　寸脈が浮微ということは、気血が失われ微弱になっていて、渋ということは陰
の不足ということだろう。発汗もしくは出血（亡血）によるものだろう。だから、
「問曰」で「設不汗者」ならば亡血に決まっている。

JCOPY 498-06930

第6条　病金瘡、王不留行散主之。

【王不留行散方】
（おうふるぎょう）

王不留行十分、八月八日採、蒴藋細葉十分、七月七日採、桑東南根白皮十分、三月三日採、甘草十八分、川椒三分、除目及閉口去汗、黄芩二分、乾姜二分、芍薬二分、厚朴二分。右九味、桑根皮以上三味、燒灰存性、勿令灰過、各別杵篩、合治之、為散、服方寸匕、小瘡則粉之、大瘡但服之。産後亦可服。如風寒、桑東根勿取之。前三物皆陰乾百日。

（超意訳）

　金属の刃物による傷の治療には、王不留行散がよい。

【王不留行散】

　王不留行10分（8月8日に採集）、蒴藋細葉10分（7月7日に採集）、桑東南根白皮10分（3月3日に採集）、甘草18分、川椒3分（皮がはじけていないものは除く。分泌物を拭ったもの）、黄芩2分、乾姜2分、芍薬2分、厚朴2分を用意する。桑根皮までの3味を焼いて灰にし、薬性を引き出す。焼き過ぎてはならない。それらを別個に篩にかけた後で他薬と合わせ、粉末にし、1方寸匕を用いる。小さい瘡には粉をはたいて外用し、大きな瘡ではそのまま内服させる。産後にも用いてよい。風寒にやられたときには、桑東根は用いてはならない。桑根皮までの3味は100日間陰干ししておく。

　王不留行[57]（ドウカンソウ）は鎮痛止血作用がある。蒴藋（ソクズ）は活血化瘀・去湿止痛作用があり骨折にもよい[58]らしい。桑東南根皮（桑白皮）は抗炎症薬だ。それぞれの最適な採取時期を指定したのだろう。川椒（イヌザンショウ）は皮を用いている。湿疹や瘙痒の治療に用いられる。

---

[57] 変わった名称だが、「薬効が強く、たとえ王様が止めても、効果が留まることなく、現われてしまう」という由来のようだ。
[58] 別名「接骨草」ともいう。

第7条 【排膿散方】

枳実十六枚、芍薬六分、桔梗二分。右三味、杵為散、取鶏子黄一枚、以薬散与鶏黄相等、揉和令相得、飲和服之、日一服。

（超意訳）

【排膿散】

　枳実16個、芍薬6分、桔梗2分を搗き砕いて粉末にし、鶏子黄1個分とよく混ぜ合わせ、飲料に混ぜて、1日1回服用する。

　托毒排膿の作用をもつ生薬を集めた処方だ。「飲」は飲料（飲み物）と訳したが、水や白湯、重湯などである。

第8条 【排膿湯方】

甘草一両、桔梗三両、生姜一両、大棗十枚。右四味、以水三升、煮取一升、温服五合、日再服。

（超意訳）

【排膿湯】

　甘草1両、桔梗3両、生姜1両、大棗12個を用意する。これらを3升の水に入れて、1升になるまで煮詰めたら、1回5合を1日2回温服する。

　これも托毒排膿の作用をもつ処方だが、実際にその作用をもつのは桔梗くらいである。現在は、排膿散との合方である排膿散及湯<ruby>排膿散及湯<rt>はいのうさんきゅうとう</rt></ruby>として用いられることが多い。エキス製剤にもなっている。排膿散及湯は結局、枳実・芍薬・桔梗・甘草・生姜・大棗の6生薬からなり、化膿性皮膚疾患によく用いられる。

第9条　浸淫瘡、従口流向四肢者、可治。従四肢流来入口者、不可治。

JCOPY 498-06930

（超意訳）
　浸淫瘡は、口から四肢へ向かうものは治り、四肢から口へ向かうものは治らない。

　浸淫瘡とは結局何だろう。天然痘との説もあれば、アトピー性皮膚炎という話も聞く。もちろんどれが本当かよくわからない。やはり水痘か何かの感染症だろうか。

第10条　浸淫瘡、黄連粉主之。方未見。

（超意訳）
　浸淫瘡には、黄連粉がよい。処方は書かれていない。

　黄連の粉末だと思われるが、黄連は清熱解毒・利湿作用をもつことから、心の風熱に起因する浸淫瘡にいかにも対応しているようだが、さて効果のほどはどうなのだろうか。

趺蹶手指臂腫転筋陰狐疝蚘虫病脈証治
第19

第1条　師曰、病趺蹶[59]、其人但能前、不能却。刺腨入二寸、此太陽経傷也。

> （超意訳）
> 趺蹶（ふけつ）の病気になると、前へは歩けるが後退ができなくなる。これは腨腔に２寸以上も深く鍼を刺し、太陽経を傷つけたために起こる。

「太陽経傷」というのは鍼を深く刺しすぎて神経を損傷したのだろう。鍼の刺入深度は数 cm から１mm 以下まで幅広い。当然、深いほど神経損傷のリスクは高くなるので、ここはそれを戒めているのだろうか。

第2条　病人常以手指臂腫動、此人身體瞤瞤者、藜蘆甘草湯主之。方未見。

> （超意訳）
> 常に手指から腕にかけて腫れてしかも振動しており、全身もピクピク痙攣している場合は、藜芦（れいろ）甘草湯がよい。処方は書かれていない。

この病態は現代の何に相当するのか。藜芦[60]（ユリ科の *Veratrum nigrum L.*）は風痰を吐法で治療する有毒生薬だ。つまりこの患者は風痰証（脳卒中など）ということになる。現代では当然神経内科的な診断に進み、漢方の出番ではない。

---

[59] 趺蹶を病むというのは「足の甲を病んだために躓く・胡坐をかいていたために躓く」病気になったという意味。
[60] 藜芦はいわゆる"十八反"として、配伍禁忌（反）となる生薬が人参、芍薬、細辛などと、多いことで知られる。甘草との配伍は禁忌ではない。

 JCOPY 498-06930

第 3 条　転筋之為病、其人臂脚直、脈上下行微弦、転筋入腹者、鶏屎白散主之。
【鶏屎白散方】
鶏屎白。右一味、為散、取方寸匕、以水六合和、温服。

> （超意訳）
> 　転筋病は、患者の腕や脚が痙攣し、脈をみると上下に揺れて微弦だ。転筋が腹に及んだ場合は鶏屎白散がよい。
> 【鶏屎白散】
> 　鶏屎白を粉末にし、方寸匕 1 杯を 6 合の水と合わせて、温服する。

　よくみられるのは腓腹筋のいわゆる "こむら返り" である。鶏屎白はニワトリの糞の白い部分で、尿酸である。漢方的には利水泄熱・駆風解毒作用があるらしいが、尿酸を飲めというのか。次へ行こう。

第 4 条　陰狐疝気者、偏有小大、時時上下、蜘蛛散主之。
【蜘蛛散方】
蜘蛛十四枚熬焦、桂枝半両。右二味、為散、取八分一匕、飲和服、日再服。蜜丸亦可。

> （超意訳）
> 　陰狐疝気という病気は、大きさに左右差があり、上にあったり下にあったりする。これには蜘蛛散がよい。
> 【蜘蛛散】
> 　焦げるまで炒った蜘蛛 14 匹、桂枝半両を粉末にし、その 1/8 を服用する。その日のうちに再度服用する。蜜で丸剤にして用いてもよい。

　陰狐疝気は、今でいう陰囊水腫だろう。鼠径ヘルニアで腸が陰囊内に突出、場合によっては嵌頓する。現代は手術を行う。なお、蜘蛛は去風解毒・消腫作用を

もつ寒薬だが、桂枝と合わせているところをみれば、この処方は温性であり、陰狐疝気は風寒によって起こる外感病と考えられていたのだろうか。次へ行こう。

第5条　問曰、病腹痛有虫、其脈何以別之。師曰、腹中痛、其脈当沈。若弦、反洪大、故有蛔虫。

（超意訳）
＜問＞
　腹痛がするとき、腹に回虫がいるかどうか、脈でどうやって区別するのですか。
＜答＞
　腹中が痛むときには脈は沈のはずだが、もし弦であったり逆に洪大であったりするときには回虫がいるのだ。

　回虫は、昔は普通にヒトの腸管に寄生していたはずだ。数十年前までは日本にも結構いた。現在は駆虫薬で治療すればよい。次へ行こう。

第6条　蛔虫之為病、令人吐涎、心痛、発作有時、毒薬不止、甘草粉蜜湯主之。
【甘草粉蜜湯方】
甘草二両、粉一両重、蜜四両。右三味、以水三升、先煮甘草、取二升、去滓、內粉蜜、攪令和、煎如薄粥、温服一升、差即止。

（超意訳）
　回虫病にかかり、唾液を吐き、胸が痛み、発作が時々起こり、殺虫薬を投与しても症状が治まらない場合は甘草粉蜜湯がよい。
【甘草粉蜜湯】
　甘草2両、粉1両、蜜4両を用意する。甘草を3升の水に入れ、2升に

JCOPY 498-06930

なるまで煮詰めたら、カスを除き、粉と蜂蜜を入れてよく混ぜ合わせ、薄粥のようになるまで煎じたら、1升を温服する。症状が治まれば服用を止める。

「粉」には鉛粉、錫粉など諸説ある。これらが当時駆虫薬として用いられたとしても不思議ではない。本条文にもダラダラ飲むなとあるから、毒性は知られていたのだろう。現代では用がない処方だ。次へ行こう。

第7条 蚘厥者、当吐蚘、令病者静而復時煩、此為臓寒。蚘入膈、故煩、須臾復止。得食而嘔又煩者、蚘聞食臭出。其人当自吐蚘。

(超意訳)
　蚘厥病の患者は、回虫を吐き、小康状態と煩を繰り返す。これは臓が冷えているためである。蚘虫がその冷えを嫌って膈の上に入って来るために煩が起こり、またすぐに治まるのだ。何か食べ、すぐに吐いてバタバタ騒ぐのは、回虫が食べ物の臭いを嗅ぎつけて来ているのだ。患者は回虫を吐き出す。

いかにも嘘くさい。次へ行こう。

第8条 蚘厥者、烏梅丸主之。
【烏海丸方】
烏梅三百個、細辛六両、乾姜十両、黄連一斤、当帰四両、附子六両炮、川椒四両去汗、桂枝六両、人参、黄柏各六両。右十味、異搗篩、合治之、以苦酒漬烏梅一宿、去核、蒸之五升米下、飯熟搗成泥、和薬令相得、内臼中、与蜜杵二千下、丸如梧子大、先食飲服十丸、日三服。稍加至二十丸。禁生冷滑臭等食。

(超意訳)

回虫を吐くものには烏梅丸がよい。

【烏海丸】

　烏梅300個、細辛6両、乾姜10両、黄連1斤、当帰4両、炮附子6両、分泌物を拭い去った山椒4両、桂枝6両、人参、黄柏各6両を用意する。烏梅以外を別々に搗いて篩にかけた後で合わせる。烏梅は1昼夜紹興酒に漬けこんだ後、種を除き、5升米とともに蒸し、米飯が炊けたら搗いて泥状にして他の薬と混合し、臼の中で蜂蜜と合わせて2000回ほど搗いてよく混合した後、アオギリの実大に丸め、食前に1回10丸を1日3回服用する。1回20丸まで増やしてもよい。生もの、冷たいもの、脂濃いもの、臭いのきついものなどを食べないこと。

　烏海丸は、傷寒論「弁厥陰病脈証治第12」にも出てくる。厥陰病は上熱下寒→陰陽離訣状態であり、定綱証には回虫を吐くとある[61]。

　烏梅（梅の未熟果実）は収斂作用と回虫を安定させる作用がある。寒薬の黄連・黄柏が、暖かい上方へきた回虫に、冷ますことで嫌がらせをする。他の生薬（ほぼ温薬）が下半身を温めて回虫をそこへ誘い戻すのか…。いずれにせよ、いかにも嘘くさい。烏梅などが殺虫作用を持っていれば、まだ納得できるが。

---

[61] 「厥陰之為病、消渇、気上撞心、心中疼熱、飢而不欲食、食則吐蚘、下之利不止。」

JCOPY 498-06930

婦人妊娠病脈証并治第 20

第1条　師曰、婦人得平脈、陰脈小弱、其人渇、不能食、無寒熱、名妊娠、桂枝湯主之。方見利中。於法六十日、当有此証、設有医治逆者、却一月、加吐下者、則絶之。

> （超意訳）
> 　女性で脈が普段通りだが、陰脈が小弱で、口渇し食欲がない。このとき寒熱がなければ妊娠している。桂枝湯がよい（処方は嘔吐噦下利病脈証治第17を参照のこと）。月経が中断して60日経ったころにこの証が現れる。もし医者が治療を誤り、月経中断後1月ごろに吐下法を行うと妊娠は中絶する。

　本篇から第22までの3篇が女性に関する話である。本条は病気ではなく、妊娠の話だ。昔は脈で妊娠をみていたのだ。妊娠と判定したら桂枝湯を投与せよとあるが、他に異常がなければ何も飲ませないほうがよい。

第2条　婦人宿有癥病、経断未及三月、而得漏下不止、胎動在臍上者、為癥痼害。妊娠六月動者、前三月経水利時、胎也。下血者、後断三月衃也。所以血不止者、其癥不去故也、当下其癥、桂枝茯苓丸主之。
【桂枝茯苓丸方】
桂枝、茯苓、牡丹去心、桃仁去皮尖熬、芍薬各等分。右五味、末之、煉蜜和丸如兎屎大、毎日食前服一丸、不知、加至三丸。

> （超意訳）
> 　素から癥病を抱えている女性は、最終月経後3カ月も経過しないのに不

正出血が止まらず、胎動らしきものが臍の上に感じられる場合があるが、これは妊娠ではなく癥痼が害をなしている。

　妊娠6カ月で胎動があり、最終月経の3カ月前まで月経が順調だった場合は、妊娠しているのである。

　下血があり、最終月経の3カ月前まで月経が不順で、月経中断後3カ月になるのに下血が止まらない場合は、これも妊娠ではなく胚である。このように出血が止まらない場合は癥痼が残っているからで、これを下さなければ治らない。桂枝茯苓丸がよい。

【桂枝茯苓丸】

　桂枝、茯苓、芯を抜いた牡丹（牡丹皮）、皮尖を除いて炒った桃仁、芍薬を等量ずつ粉末にし、蜂蜜と混ぜてウサギの糞の大きさに丸め、毎日食前に1回1丸を服用する。効果がみられなければ1回3丸まで服用してよい。

　癥とは「しこり」である。痼は癥と同義である。「癥痼」として使うことが多く、腹中の積聚すなわち瘀血の産物とされている（現代の子宮筋腫など）。「胚」は腐った血液だ。いずれにせよ病的な血であり、排出すべきものだ。

　有名な桂枝茯苓丸の出典はここである。活血化瘀の代表的処方だ。

第3条　婦人懐娠六七月、脈弦発熱、其胎癒脹、腹痛悪寒者、少腹如扇、所以然者、子臓開故也、当以附子湯温其臓。方未見。

（超意訳）

　女性が妊娠6~7カ月になり、脈が弦で発熱し、胎児の発育に伴い腹部が脹り、腹痛と悪寒があり、下腹部が扇がれるように冷える場合は、子宮が開いていて寒が侵入している。附子湯で子宮を温めるべきである。処方は書かれていない。

妊娠も進むといろいろと合併症が出てくる。腹痛・悪寒・下腹部の冷えとなる

JCOPY 498-06930

と、寒邪の侵入かもしれず、その侵入口は開大した子宮口だという。附子湯（炮附子・茯苓・人参・白朮・芍薬）は温性の処方であるが、四逆湯などに比べてそれほど強烈でもない。

第4条　師曰、婦人有漏下者、有半産後因続下血都不絶者。有妊娠下血者。仮令妊娠腹中痛、為胞阻。膠艾湯主之。
【芎帰膠艾湯方】
芎藭、阿膠、甘草各二両、艾葉、当帰各三両、芍薬四両、乾地黄六両。右七味、以水五升、清酒五升、合煮取三升、去滓、内膠令消尽、温服一升、日三服、不差更作。

（超意訳）
　女性で漏下があるとき、流産後に下血が続いて止まらない場合もあれば、妊娠していて下血が続く場合もある。もし妊娠していて腹痛がする場合は、胞阻である。いずれの場合も芎帰膠艾湯（きゅうききょうがいとう）がよい。
【芎帰膠艾湯】
　川芎、阿膠、甘草各2両、艾葉、当帰各3両、芍薬4両、乾地黄6両を用意する。阿膠以外を水5升と清酒5升を混ぜたものに入れ、3升になるまで煮詰めたら、カスを除き、阿膠を投入して完全に溶解し、1升を1日3回温服する。治らなければさらに作って服用する。

　有名な芎帰膠艾湯の出典はここである。妊娠に関する失血証によい。妊娠が成立していない場合にも妊娠中の出血にも対応している。胞阻、女子胞（子宮）の経脈の気血が阻滞されている状態だから、芎帰膠艾湯で止血するとともに、補血・活血もするわけである。酒が活血にさらによい（妊娠中の飲酒は不可だが）。

第5条　婦人懐妊腹中㽲痛、当帰芍薬散主之。
【当帰芍薬散方】

当帰三両、芍薬一斤、茯苓四両、白朮四両、沢瀉半斤、芎藭半斤一作三両。
右六味、杵為散、取方寸匕、酒和、日三服。

（超意訳）
　妊婦で腹の中が急に痛む場合は、当帰芍薬散がよい。
【当帰芍薬散】
　当帰３両、芍薬１斤、茯苓４両、白朮４両、沢瀉半斤、川芎半斤（３両
とする文献もある）を粉末にし、１回方寸匕１杯を、酒で１日３回服用する。

　「疒痛」は急な痛みのことである。当帰芍薬散は妊娠中の腹痛によいと書かれ
ているが、妊娠中に絶対安全な薬はない。当帰・芍薬・川芎で活血、茯苓・白
朮・沢瀉で利水を行い、血液循環が悪くて浮腫になっている場合によい。当然だ
が、妊娠していなくても使える。

第６条　妊娠嘔吐不止、乾姜人参半夏丸主之。
【乾姜人参半夏丸方】
乾姜、人参各一両、半夏二両。右三味、末之、以生姜汁糊為丸如梧子大、
飲服十丸、日三服。

（超意訳）
　妊娠中に嘔吐が止まらない場合は、乾姜人参半夏丸がよい。
【乾姜人参半夏丸】
　乾姜、人参各１両、半夏２両を用意する。これを粉末にして、生姜汁を
合わせて糊状にしてアオギリの実大に丸める。これを１回10丸、１日３回
服用する。

　半夏・乾姜には止嘔作用があるが、半夏は有毒だ。妊婦には用いないほうがよ
い。悪阻がひどくて母児ともに危ない場合には仕方がないので、こういう処方を
以前は用いたのであろう。人参は補気というより開結徐痞だろう。一連の瀉心湯

類、その元の小柴胡湯に人参が配合されていた理由を思い出そう。

第 7 条　妊娠小便難、飲食如故、帰母苦参丸主之。
【当帰貝母苦参丸方】
当帰、貝母、苦参各四両。右三味、末之、煉蜜丸如小豆大、飲服三丸、加
至十丸。

> （超意訳）
> 　妊婦で尿が出にくく、飲食に支障がない場合は、帰母苦参丸がよい。
> 【当帰貝母苦参丸】
> 　当帰、貝母、苦参各 4 両を粉末にして、蜂蜜を加えて小豆大に丸め、1 回
> 3 丸を服用する。1 回 10 丸まで服用可能である。

　「小便難」は、利尿で改善するものではなさそうだ。当帰（補血活血）、貝母（清
化熱痰）、苦参（清熱燥湿）は利水・利尿作用に乏しいからだ。ということは、
本条の「小便難」は、水分が少ないために尿を作れないと考えるほうが自然だ。
つまり清熱補陰すべきだ。こういう状態は、現在にはあまりないのではないか。

第 8 条　妊娠有水気、身重、小便不利、洒淅悪寒、起即頭眩、葵子茯苓散
主之。
【葵子茯苓散方】
葵子 62 一斤、茯苓三両。右二味、杵為散、飲服方寸匕、日三服、小便利則癒。

> （超意訳）
> 　妊娠中に水気に当てられると、身が重たく感じ、尿が出ず、ぞくぞくと悪

---

62 『神農本草経』では上品に分類されており、「主五臓六腑寒熱、羸痩、五癃、利小便、
久服堅骨、長肌肉、軽身延年」という記載がある。

寒がして、起きると頭眩がする。この場合には、葵子茯苓散がよい。

【葵子茯苓散】

　葵子一斤、茯苓三両を粉末にして、1回に方寸匕1杯を1日3回服用する。尿が出ればすぐに治癒する。

　今度は前条と違って「有水気」とある。妊娠中はこちらの状態のほうが圧倒的に多い。ここでは常套手段の利水消腫を行う。葵子は冬葵子 (フユアオイの種) だ。単味ながら八味丸のような作用を備えているようだ。

第9条　婦人妊娠、宜常服当帰散主之。

【当帰散方】

当帰、黄芩、芍薬、芎藭各一斤、白朮半斤。右五味、杵為散、酒飲服方寸匕、日再服。妊娠常服、即易産、胎無苦疾、産後百病悉主之。

（超意訳）

　妊婦は当帰散を常時服用するのがよい。

【当帰散】

　当帰、黄芩、芍薬、川芎各1斤、白朮半斤を粉末にして、1回に方寸匕1杯を酒で、1日2回服用する。妊娠中に常時服用しておくと、出産が楽で、児にも苦痛や疾病がなく、しかも産後のほとんどの病にもよい。

　これは継続服用によって妊娠中の母児ともに安定させようとする処方（安胎薬 [63]）である。黄芩（清熱燥湿）も「安胎薬」だが、妊娠中の湿熱から胎児を守るのだろうか。白朮（補脾去湿）も「安胎薬」だ。酒はもちろん不可だ。

---

[63] 実際に安胎作用があるのかどうかは知らないので以下「」付き。なお、当帰芍薬散を「安胎薬」という人が結構な割合でいるが、別物である。

232

第 10 条　妊娠養胎、白朮散主之。

【白朮散方】見外台。

白朮、芎藭、蜀椒三分去汗、牡蛎。右四味、杵為散、酒服一錢匕、日三服、夜一服。但苦痛加芍薬。心下毒痛倍加芎藭。心煩吐痛不能食飲、加細辛一両、半夏大者二十枚、服之後、更以醋漿水服之。若嘔、以醋漿水服之、復不解者、小麦汁服之。已後渇者、大麦粥服之。病雖癒、服之勿置。

> （超意訳）
> 　妊娠中に胎児を養うには、白朮散がよい。
>
> 【白朮散】
> 　外台秘要方を参照のこと。
> 　白朮、川芎、山椒 3 分去汗、牡蛎を粉末にして、1 回に 1 錢匕 1 杯を酒で、日中 3 回、夜 1 回服用する。痛みが苦しければ芍薬を加える。心下部がひどく痛むなら川芎を倍量にして用いる。胸がざわつき、吐いて、心下部の痛みで飲食できない場合は、細辛 1 両、大きめの半夏 20 個を追加し、服用後更に酢を服用させる。もし嘔吐して酢を服用しても治らない場合は、小麦汁を服用させる。落ち着いた後で口渇がする場合は、大麦粥を服用させ、それで治っても服用を止めずしばらく続ける。

　これも「安胎薬」である。白朮・川芎が当帰散と共通だが、山椒（温裏）に牡蛎（収斂・安神）が配合されている。母体の精神安定にもよい。悪阻のときは酸味を欲しがるので、「嘔吐に酢」も理に適っていそうだ。小麦（養心安神）・大麦（和胃止渇）もよさそうだ。

第 11 条　婦人傷胎、懐身腹満、不得小便、従腰以下重、如有水気状、懐身七月、太陰当養不養、此心気実、当刺瀉労宮及関元、小便微利則癒。

> （超意訳）
> 　胎児が傷つくと、妊婦は腹満感が出現し、尿が出にくく、腰以下が重たく、

水が溜まっている感じを覚える。この状態を傷胎という。

　傷胎は次のようにして起こる。「妊娠7カ月では太陰（脾や肺）が養われなければならないが、できていないのは、心気が実し過ぎていて太陰を抑えているからだ。水液の輸布を行う脾・肺が抑え込まれると水気が停滞する。そこで心気を抑え太陰を開放するために、鍼を労宮穴（掌）と関元穴（下腹部）に刺し、瀉法を施すべきだ。その結果尿が少しでも出れば、水液の輸布が成功し、水気の停留を治すことができたといえる。」と考え、労宮穴と関元穴に鍼を打った結果なのだ。

　この条文はいろんな解釈があって難しい。「傷胎」の治療法として鍼が適当だといっているのか、いや鍼のために「傷胎」をきたしたのか、解釈によって真逆になる。私は後者の説を採った。妊婦の腹に鍼を打つのは禁忌だからだ。

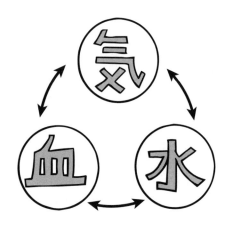

JCOPY 498-06930

婦人産後病脈証治第 21

第 1 条　問曰、新産婦人有三病、一者病痙、二者病鬱冒、三者大便難、何謂也。
師曰、新産血虚、多汗出、喜中風、故令病痙。亡血復汗、寒多、故令鬱冒。亡津液、胃燥、故大便難。

（超意訳）
＜問＞
　出産直後の女性に 3 つの病があります。1 つめは痙攣、2 つめは意識朦朧状態、3 つめは便秘。これはどういうことでしょうか。
＜答＞
　産直後の女性は血虚で、汗がよく出て風邪を外感して当たりやすいので、痙攣を起こしやすい。亡血している上に汗までかくと陽気が失われ寒が多くなり、頭部へ陽気が巡らなくなり意識朦朧状態になる。津液が失われ胃が乾いているために便秘になる。

　産後の母体は著しく衰弱している。「新産婦人」は気血ともに著しく虚しており、種々の病にかかりやすいのは当然だ。「喜中風」は、脳卒中や破傷風など全身の痙攣を起こしやすいという意味だ。新産婦人 1 番目の病（痙）だ。

第 2 条　産婦鬱冒、其脈微弱、嘔不能食、大便反堅、但頭汗出。所以然者、血虚而厥、厥而必冒、冒家欲解、必大汗出、以血虚下厥、孤陽上出、故頭汗出。所以産婦喜汗出者、亡陰血虚、陽気独盛、故当汗出、陰陽乃復。大便堅、嘔不能食、小柴胡湯主之。方見嘔吐中。

（超意訳）

　産婦の鬱冒では、脈が微弱で嘔吐して食べられず、大便は逆に硬くなり頭だけに汗をかく。これは血虚のために意識障害を起こし、必ずめまいをきたすが、体はこれを治そうと治癒機転を作動させて必ず大汗をかくというわけだ。血虚により陰が体下部で著しく減少し、陰の制御を振り払った陽が体上部へ上がってくるので頭汗となるのである。だから産婦でよく汗をかく場合は、陰が尽きて血虚になっていて、陽気だけが盛んになっていて汗が出るのであるが、汗とともに過剰な陽気も出ていくために、自然と陰陽の調和が取れてくるのである。

　大便が硬く嘔吐して食べることができない場合は小柴胡湯がよい。処方は嘔吐噦下利病脈証治第 17 を参照のこと。

　新産婦人 2 番目の病、鬱冒の話である。これは自然治癒機転だから特に治療は必要ない。それでも陰虚により胃腸燥になるので便は出にくい（これが新産婦人 3 つめの病）し嘔吐はするから、あまりにひどい場合に小柴胡湯を勧めている。

第 3 条　病解能食、七八日更発熱者、此為胃実、大承気湯主之。方見痙中。

（超意訳）

　新産婦人の 3 つの病が治り、ものを食べられるようになった後 7〜8 日で再度発熱する場合は、胃実であるから大承気湯がよい。処方は痙湿暍病脈証第 2 を参照のこと。

　3 つの病が治まったが、熱がまた出てきた。風邪を引いたのか？　しかし表寒などの表現はない。「更発熱」としかない。つまり一連の病の経過である。陰虚が治りきっておらず胃腸燥がまだあるのだ。ただし第 2 条と違って食事はできるから、小柴胡湯は不適当だ。ならば陰を残しつつ瀉下すればよいので大承気湯となる。

JCOPY 498-06930

第4条　産後腹中疞痛、当帰生姜羊肉湯主之。并治腹中寒疝、虚労不足。
【当帰生姜羊肉湯方】見寒疝中。

（超意訳）
　産後に腹中がひどく痛い場合は当帰生姜羊肉湯がよい。これで腹中の冷え
による疝痛、虚労不足も同時に治せる。当帰生姜羊肉湯の処方は腹満寒疝宿
食病脈証治第 10 を参照のこと。

　「腹中疞痛」に見覚えがあるかと思うが（婦人妊娠病脈証并治第 20）、当帰芍
薬散がよかった。本条では産後の病態である。つまり気血両虚だ。こちらは補気
補血が正攻法となるので、羊肉という動物性の薬でこれを補う。生姜が入るので
「腹中寒疝」も治療できる。

第5条　産後腹痛、煩満不得臥、枳実芍薬散主之。
【枳実芍薬散方】
枳実焼令黒勿大過、芍薬等分。
右二味、杵為散、服方寸匕、日三服、并主癰膿、以麦粥下之。

（超意訳）
　産後の腹痛で、胸がざわざわと苦しく何かが充満している感じがして横に
なれない場合は、枳実芍薬散がよい。
【枳実芍薬散】
　枳実を黒く焼いて、焼きすぎていないもの。芍薬。以上を等分ずつ粉末に
して、1 回方寸匕 1 杯を 1 日 3 回服用する。癰膿も治せる。麦粥と一緒に
飲み下す。

　これは産後の腹痛でも、胸が煩悶し胸満感を伴う場合で、第 4 条の「腹中疞痛」
とは違った病態である。枳実を使うところから、胸で気滞が起こっているのだろ
う。麦粥は補気のためであろうか。米粥でも何でもよさそうだ。

第6条　師曰、産婦腹痛、法当以枳実芍薬散、仮令不癒者、此為腹中有乾血著臍下、宜下瘀血湯主之、亦主経水不利。

【下瘀血湯方】

大黄二両、桃仁二十枚、䗪虫二十枚熬去足。右三味、末之、煉蜜和為四丸、以酒一升、煎一丸、取八合、頓服之、新血下如豚肝。

（超意訳）

　産後の腹痛には枳実芍薬散がよい。もし治らなければ、腹中に乾いた瘀血があって臍下に着いているので、下瘀血湯がよい。下瘀血湯は月経が来ない場合にもよい。

【下瘀血湯】

　大黄2両、桃仁20個、炒って足を除いた䗪虫20匹を粉末にし、蜂蜜と混ぜ合わせて丸剤4個を作り、1丸を1升の酒に入れ、8合になるまで煮詰めたら、頓服する。豚の肝臓のような赤い血便が排泄されるはずだ。

　　正攻法の枳実芍薬散で治らない腹痛は瘀血だから、駆瘀血（活血化瘀）法へと変更する。大黄・桃仁・䗪虫はいずれもその作用がある。現在ならば桃核承気湯[64]あたりが最も近い処方だ。

第7条　産後七八日、無太陽証、少腹堅痛、此悪露不尽。不大便、煩躁発熱、切脈微実、再倍発熱、日晡時煩躁者、不食、食則譫語、至夜即癒、宜大承気湯主之。熱在裏、結在膀胱也。方見痙病中。

（超意訳）

　産後7〜8日、太陽病の証はなく、下腹部が堅く張って痛むのは、悪露が出きっていないからで、病的な状態ではない。

　便秘し、煩躁して発熱があり、脈をみると微実であり、発熱がどんどんひ

---

[64] ただし、授乳している場合は要注意である。

JCOPY 498-06930

どくなって夕方に至って煩躁し、ものを食べられず、食べれば譫語するものの、夜になると症状が治まる、このような場合は、大承気湯がよい。熱が裏にあって膀胱に結実しているからである。処方は痙湿暍病脈証第 2 を参照のこと。

前段は単にまだ悪露がある状態をいっている。後段が熱実証であることは便秘と脈実でわかる。「日晡時煩躁」ともいうから、ははあ、これは陽明病だなとわかる。産後でも胃熱実なのであれば、大承気湯で下せばよい。

第 8 条　産後風、続之数十日不解、頭微痛悪寒、時時有熱、心下悶、乾嘔汗出、雖久、陽旦証続在耳、可与陽旦湯。即桂枝湯方見下利中。

（超意訳）
　産後の中風証が数十日経っても治らず、頭が少し痛んで悪寒がし、時々熱が出て、心下に苦悶感があり、からえずきが出て汗が出る場合は、慢性化しているとはいえ陽旦証が続いているだけだから、陽旦湯で治せる。陽旦湯とは桂枝湯のことであり、処方は嘔吐噦下利病脈証治第 17 を参照のこと。

　陽旦証（桂枝湯証）がずっと続いているだけ、という話である。産後であろうがなかろうが、陽旦証（桂枝湯証）ならば陽旦湯（桂枝湯）で治療する[65]。脈については金匱要略の本条では触れられていない。

第 9 条　産後中風、発熱、面正赤、喘而頭痛、竹葉湯主之。
【竹葉湯方】

---

[65] 陽旦湯というのは、陽の旦、すなわち陽の始まりという意味だ（旦は「元旦」の「旦」）。だから太陽病の治療薬である桂枝湯と結びつく。

竹葉一把、葛根三両、防風、桔梗、桂枝、人参、甘草各一両、附子一枚炮、大棗十五枚、生姜五両。右十味、以水一斗、煮取二升半、分温三服、温覆使汗出。頸項強、用大附子一枚、破之如豆大、煎薬揚去沫。嘔者、加半夏半升洗。

（超意訳）
　産後の中風にかかり、発熱、顔面が真っ赤になり、呼吸がゼイゼイといって頭痛がある場合は竹葉湯がよい。
【竹葉湯】
　竹葉1把、葛根3両、防風、桔梗、桂枝、人参、甘草各1両、炮附子1個、大棗15個、生姜5両を1斗の水に入れ、2升半になるまで煮詰めたら、3等分し、1日3回温服する。このとき布団などで体を覆って温め発汗させる。
　頸～項が強ばる場合は、附子1個は大きいものにし、これを豆の大きさに千切って煎じ薬を作り、泡を除いて用いる。嘔吐する場合は洗半夏半升を加える。

　この患者は産後で気血両虚であり、また汗が出やすい。体下部で陰が不足し陽が体上部へと昇っている。そして下部は冷えている。すると「中風→桂枝湯」ではだめで、薬を補うことになる。附子は体下部の陽気の補充にあたっている。これで陽気が巡れば、頸の凝りもとれる。

第10条　婦人乳中虚、煩乱、嘔逆、安中益気、竹皮大丸主之。
【竹皮大丸方】
生竹筎二分、石膏二分、桂枝一分、甘草七分、白薇一分。右五味、末之、棗肉和丸弾子大、以飲服一丸、日三、夜二服。有熱者、倍白薇。煩喘者、加柏実一分。

（超意訳）
　授乳中の女性は脾胃が虚している。胸騒ぎがざわざわとして精神が乱れ、

JCOPY 498-06930

嘔逆する場合は、脾胃を安定させて気を増やすべきであり、竹皮大丸がよい。
【竹皮大丸】
　生竹筎 2 分、石膏 2 分、桂枝 1 分、甘草 7 分、白薇 1 分を粉末にして、大棗の果肉と合わせて銃弾の大きさに丸め、1 回に 1 丸を、日中に 3 回、夜に 2 回服用する。熱がある場合は、白薇を倍量にする。煩に加えてゼイゼイという場合は、柏実 1 分を加える。

　授乳は気血虚損を促進する。対応処方としては大いに気血を補うべきだが、そうはなっていない。竹皮大丸は、甘草と大棗（量は不明）以外には竹筎（清熱止嘔）、石膏（清熱生津）、白薇（清熱涼血）、柏実（柏子仁。寧心安神）、桂枝（ここでは降気）で、不安解消の処方で、補剤ではない。

第 11 条　産後下利虚極、白頭翁加甘草阿膠湯主之。
【白頭翁加甘草阿膠湯方】
白頭翁、秦皮、黄連、蘗皮各三両、甘草、阿膠各二両。右六味、以水七升、煮取二升半、内膠令消尽、分温三服。

（超意訳）
　産後に下痢して、激しく気が虚したときには、白頭翁加甘草阿膠湯がよい。
【白頭翁加甘草阿膠湯】
　白頭翁、秦皮、黄連、黄柏各 3 両、甘草、阿膠各 2 両を用意する。阿膠以外を 7 升の水に入れ、2 升半になるまで煮詰めたら、ここで阿膠を加えて完全に溶かし、これを 3 等分して 1 日 3 回温服する。

　こんどは下痢→虚極となった場合だ。授乳も下痢も気陰を損なう。白頭翁湯（清熱解毒）は「嘔吐噦下利病脈証治第 17」にあったように、「熱利下重、白頭翁湯主之」によいのだった。本条ではそれに甘草・阿膠が加わり、補気補陰をしている。前条と同じく、もっと補益性を高めた処方のほうがよいと思う。

＜附方＞

【三物黄芩湯】

治婦人在草蓐、自発露得風、四肢苦煩熱。頭痛者、与小柴胡湯。頭不痛但煩者、此湯主之。

黄芩一両、苦参二両、乾地黄四両。右三味、以水八升、煮取二升、温服一升、多吐下虫。

> （超意訳）
>
> 　千金
>
> 【三物黄芩湯】
>
> 　産褥期の女性が、自然と発汗して風邪を感受してしまい、四肢が火照って苦しむものを治す。さらに頭痛がする場合は、小柴胡湯を投与する。頭痛がなくてただざわざわと胸騒ぎするだけならば、三物黄芩湯のままでよい。
>
> 　黄芩1両、苦参2両、乾地黄4両を8升の水に入れ、2升になるまで煮詰めたら、1升を温服する。多くの場合、寄生虫を吐いたり下したりする。

　三物黄芩湯もエキス製剤にあって保険で使える。ただし、現在では産褥熱に使うケースはまれ、というか絶無ではないか。私は皮膚炎（アトピー性皮膚炎など）によく用いていた。苦参が清熱燥湿作用を持ち、黄芩もそう。地黄も乾地黄であれば似たような作用を持つ。ただし黄連解毒湯と同様に偏った処方なので、使用を短期間にとどめるか、補脾薬を合わせるなどする方がよい。

第13条　千金

【内補当帰建中湯】

治婦人産後、虚羸不足、腹中刺痛不止、吸吸少気、或苦少腹急摩痛引腰背、不能食飲。産後一月、日得服四五剤為善、令人強壮。

当帰四両、桂枝三両、芍薬六両、生姜三両、甘草二両、大棗十二枚。右六味、以水一斗、煮取三升、分温三服、一日令尽。若大虚、加飴糖六両、湯成内之、

JCOPY 498-06930

於火上暖令飴消。若去血過多、崩傷内衄不止、加地黄六両、阿膠二両、合八味、湯成内阿膠。若無当帰、以芎藭代之、若無生姜、以乾姜代之。

（超意訳）

千金

【内補当帰建中湯】

　産後の女性が、虚弱で痩せており、腹中に刺痛が続き、息切れがして、あるいは下腹部の引き攣れる痛みが腰背に及んで苦しく、飲食できないものを治す。産後 1 か月間は 1 日に 4〜5 服するのがよく、患者は徐々に丈夫になる。

　当帰 4 両、桂枝 3 両、芍薬 6 両、生姜 3 両、甘草 2 両、大棗 12 個を 1 斗の水に入れ、3 升になるまで煮詰めたら分割し、1 日 3 回服用する。1 日かけて飲みつくす。虚がひどい場合は、先の処方が煎じあがったら、膠飴 6 両を加え火で暖めて完全に溶かす。出血がひどくなかなか止まらない場合は、地黄 6 両、阿膠 2 両を加え合計 8 味とし、上 6 味と地黄が煎じあがったら阿膠を加え完全に溶かす。当帰がなければ川芎で代用してよい。生姜がなければ乾姜で代用してよい。

　虚弱な産後の女性もいずれは回復する。しかしそこへ疼痛、息切れなどの症状があれば回復が遅れるので、薬で回復を促す。現在、当帰建中湯と呼ばれるこの処方には、膠飴・地黄・阿膠などが入っておらず、もはや桂枝加芍薬湯加当帰に過ぎない。それで補益効果が低くなってしまったためあまり用いられていない。

婦人雑病脈証并治第 22

第1条 婦人、中風七八日、続来寒熱、発作有時、経水適断、此為熱入血室。其血必結、故使如瘧状、発作有時、小柴胡湯主之。方見嘔吐中。

（超意訳）
　女性が中風になって7~8日経ち、寒⇔熱発作を繰り返し、月経が途絶えているのは、熱が子宮に入ったのだ。この熱はそこで血と結合しているから、瘧（マラリア）のような発作を起こす。だから小柴胡湯がよい。処方は嘔吐噦下利病脈証治第17を参照のこと。

　有名な「熱入血室」の証である。正攻法で熱を除くことに専念し、処方は小柴胡湯となる。小柴胡湯は「和解少陽」の処方で、柴胡・黄芩で清熱、人参・半夏で心下の痞えを取り、大棗・生姜・甘草で補気和胃を行う。

第2条 婦人、傷寒発熱、経水適来、昼日明了、暮則譫語、如見鬼状者、此為熱入血室。治之無犯胃気及上二焦、必自癒。

（超意訳）
　女性が傷寒になって発熱し、月経は規則正しく、昼間はよいが夕方以降になると譫語を発するようになり霊に取り憑かれたようになるのは、熱が子宮に入ったせいである。治療では、胃気と上焦・中焦を損ねないようにすれば必ず自然に治る。

　「治之無犯胃気及上二焦」で、胃気は「気」そのものだ。病は下焦（血室＝子宮）

にあるから上二焦を「犯」す（冒す）のは間違いだ。具体的には汗・吐・下法は
いけないということだ。ここの熱入血室に対しては何もしなくてよい。月経がち
ゃんときているので、経血で熱も排除されるのだ。

第3条　婦人、中風、発熱悪寒、経水適来、得七八日、熱除、脈遅、身涼和、
胸脇満、如結胸状、譫語者、此為熱入血室也、当刺期門、随其実而取之。

（超意訳）
　女性が中風になり、発熱と悪寒があり、月経は規則正しく、7～8日経っ
ても熱があり、脈は遅で、身体は涼しげで落ち着いており、胸～脇が苦しい
という結胸のような症状になり、譫語を発するようになるのは、熱が子宮に
入ったからだ。期門穴に鍼を刺し、その邪実を取り除く。

　血室（子宮・女子胞）は"奇恒の腑[66]"だが、臓でいえば肝に属する。期門（足
厥陰肝経の経穴）を刺すのは、肝経の熱を除くわけである。

第4条　陽明病、下血譫語者、此為熱入血室。但頭汗出、当刺期門、随其
実而瀉之。濈然汗出者癒。

（超意訳）
　女性が陽明病になり、下血し譫言を発するのは、熱が子宮に入ったせいで
ある。頭にだけ汗をかく場合は、期門に鍼を刺し、その邪実を取り除く。バ
ーッと汗が出れば治癒する。

　前条（中風：太陽病）と異なり、こんどは陽明病のケースである。しかしよく
読んでいくと、結局下血して譫語が出現するので、やはり熱入血室であるという。

---

[66] 腑であるにもかかわらず臓のような性質を持つ、ちょっと変わった腑という意味。

これは陽明の熱が肝経に入ったものと判断し、常套手段に従ってこれも期門への刺鍼が治療法になる。以上4つの条が熱入血室の話である。

第5条　婦人咽中如有炙臠、半夏厚朴湯主之。

【半夏厚朴湯方】

千金、作胸満、心下堅、咽中怗怗如有炙肉、吐之不出、呑之不下。

半夏一升、厚朴三両、茯苓四両、生姜五両、乾蘇葉二両。右五味、以水七升、煮取四升、分温四服、日三、夜一服。

（超意訳）
　女性の喉に焼肉が詰まっているような感じがする場合は、半夏厚朴湯がよい。

【半夏厚朴湯】
　千金要方では、「胸満し、心下が堅く、エヘンエヘンと咳払いしたくなるような、咽の中に焼肉が詰まっているような感じがり、吐きだそうとしても出てこず、飲み込もうとしてもできないものによい」とされている。
　半夏1升、厚朴3両、茯苓4両、生姜5両、乾蘇葉2両を7升の水に入れ、4升になるまで煮詰めたら、1日4回に分け、つまり日中に3回、夜間に1回、温服する。

　これは有名な半夏厚朴湯の出典である。のどに何かが詰まっている感じがして気持ち悪いが、実際には詰まってはいないという感覚異常を指す。厚朴・蘇葉が理気、半夏・茯苓が化痰、生姜は止嘔で効果を出している。

第6条　婦人臓躁[67]、喜悲傷、欲哭、象如神霊所作、数欠伸、甘麦大棗湯

---

[67] ヒステリー（hystery、転換性障害・解離性障害）を「臓躁病」と呼んだのは、精神医学者の呉秀三（1865-1932）らしい。子宮（uterus）を意味するギリシア語の ὑστέρα（ウステーラ）が由来だろう。

JCOPY 498-06930

主之。
【甘草小麦大棗湯方】
甘草三両、小麦一升、大棗十枚。右三味、以水六升、煮取三升、分温三服、
亦補脾気。

> （超意訳）
> 　女性が臓躁病（ヒステリー）になり、悲しみに打ちひしがれることが多く
> なり、声を上げて泣き叫ぼうとし、所作が霊に憑りつかれたようになり、あ
> くびを連発するような場合は、甘麦大棗湯がよい。
> 【甘草小麦大棗湯（甘麦大棗湯）】
> 　甘草 3 両、小麦 1 升、大棗 10 個を 6 升の水に入れ、3 升になるまで煮詰
> めたら、分割して 1 日 3 回温服する。また脾気を補うこともできる。

　臓躁の臓は子宮（血室）のこと[68]だろうか？　あるいは先にみたように肝だ
ろうか？　心だろうか？　小麦には養心安神作用がある。大棗にも似た作用があ
る。甘草の配合量がエキス製剤だと 1 日 5 g だが、屯用でも結構効く[69]。

第 7 条　婦人吐涎沫、医反下之、心下即痞、当先治其吐涎沫、小青竜湯主之。
涎沫止、乃治痞、瀉心湯主之。
【小青竜湯方】見肺癰中
【瀉心湯方】見驚悸中

> （超意訳）
> 　女性で唾液を垂らしてしまう場合に、医者が誤下を行うと、心下はすぐ痞
> えてしまう。まず涎沫のほうを治療すべきである。これには小青竜湯がよい。

---

[68] 女子胞は"奇恒の腑"で臓のような腑と考えてもよいから、そうだろうか。
[69] 漢方製剤の保険診療上の適応症は、子どもまたは女性にしか使えないことになってい
る。

涎沫が治ったら、続いて癰を治療する。これには瀉心湯がよい。
【小青竜湯】
　処方は肺痿肺癰咳嗽上気病脈証治第 7 にあるので参照のこと。
【瀉心湯】
　処方は驚悸吐衄下血胸満瘀血病脈証治第 16 にあるので参照のこと。

　「吐涎沫」は、胸に寒がいるから温裏散寒の人参湯（理中丸）[70] などで温めるべきだ。ここでは、さらに悪いことにヤブ医者が誤下し、寒が裏に落ち込み心下痞が起こっている。心下痞は半夏瀉心湯で治せばよいが、ここでは表裏倶寒に用いる小青竜湯（温肺化飲）という。これは間違いだと思う。
　次に、瀉心湯を指定しているが、「驚悸～」のは三黄瀉心湯（清熱解毒）である。せっかく寒を温めて治したところなのに、これだと再度冷やして下すことになる。これもおかしい。半夏瀉心湯（半夏・黄連・黄芩・人参・乾姜・大棗・甘草）の間違いだと思う。

第 8 条　婦人之病、因虚積冷結気、為諸経水断絶、至有歴年、血寒積結、胞門寒傷、経絡凝堅。在上、嘔吐涎唾、久成肺癰、形体損分。在中盤結、続臍寒疝、或両脇疼痛、与臟相連、或結熱中、痛在関元、脈数無瘡、肌若魚鱗。時著男子、非止女身。在下、未多、経候不均、冷陰掣痛、少腹悪寒、或引腰脊、下根気街、気衝急痛、膝脛疼煩、奄忽眩冒、状如厥癲、或有憂惨、悲傷多嗔。此皆帯下、非有鬼神。久則羸痩、脈虚多寒。三十六病、千変万端、審脈陰陽虚実緊弦、行其鍼薬、治危得安。其雖同病、脈各異源、子当弁記、勿謂不然。

（超意訳）

---

[70] 傷寒論の理中丸の条文が有名である。「大病差後、喜唾久不了了、胸上有寒、当以丸薬温之。宜理中丸。」

女性の病気は、気虚、冷えの積み重ね、気の欝結による、月経の何年にもなる途絶、血寒の積み重なり、寒による子宮損傷、経絡の凝り堅まりである。

病が体上部にあれば嘔吐や涎が出、慢性化すると肺癰が形成され身体が損なわれる。

病が体中部にがっちり結ぼれれば、臍の寒疝痛、両脇の疼痛が臓へ波及し、熱が中に結ぼれて下腹部が痛み、脈数で瘡はなく、皮膚が魚鱗のようになる。このような状態は女性に限らず男性にも起こる。

病が体下部にあることはあまりなく、月経不順、陰部の冷え痛み、下腹部の悪寒、あるいはそれらが腰から背中に及ぶことがあるが、足陽明胃経の気街（気衝）穴に病根があって、気が衝き上がってくるために、急に痛んだり、膝や脛が疼いてほてり、突然めまいがしたり、てんかんのように痙攣したり意識消失したり、あるいは憂鬱で惨めな気分になったり、深く悲しんだり怒りを爆発させたりする。

これらはみな帯下による症状で、霊が憑りついて起こるものではない。慢性化すると痩せてきて、脈は虚となり寒が体中を占拠するようになる。

女性の三十六病はいろいろと変化するので、脈の陰陽・虚実・緊弦をよく見極めて鍼や薬を処方すれば、危ないものでもきちんと治して安定させることができる。病気が同じであっても、脈はそれぞれ出どころが違うことがあるのでよく見極めることだ。これについて「賛成しかねる」などとはいってはいけない。

本条ではまず、女性の病気の原因をまとめている。「積冷結気」→「諸経水断絶」→（歴年）→「血寒積結」→「胞門寒傷」というふうに進んでいき、「経絡凝堅」に至る。この「経絡凝堅」が体のどこにあるかによって違った症状が出てくる。

女性の三十六病は、「臓腑経絡先後病脈証第1」でも出てくる表現だが、病気全般と思っておけばよい。十二症＋九痛＋七害＋五傷＋三痼という説もある[71]。

第9条　問日、婦人年五十所、病下利数十日不止、暮即発熱、少腹裏急、

腹満、手掌煩熱、唇口乾燥、何也。

師曰、此病属帯下。何以故。曾経半産、瘀血在少腹不去。何以知之。其証唇口乾燥、故知之。当以温経湯主之。

【温経湯方】

呉茱萸三両、当帰、芎藭、芍薬、人参、桂枝、阿膠、牡丹皮去心、生姜、甘草各二両、半夏半升、麦門冬一升去心。右十二味、以水一斗、煮取三升、分温三服。亦主婦人少腹寒、久不受胎、兼取崩中去血、或月水来過多、及至期不来。

（超意訳）

＜問＞

　50歳前後の女性、下痢が数十日も止まらず夕刻に発熱し、下腹部がしぶり腹が膨満し、手掌はほてり口唇が乾燥するのは何病ですか。

＜答＞

　この病気は帯下に属する。以前流産を経験し、そのときの瘀血が下腹部にまだ残存しているのだ。どうやってそれを知ることができるのかというと、それは口唇が乾燥しているからだ。この場合は温経湯がぴったりだ。

【温経湯】

　呉茱萸3両、当帰、川芎、芍薬、人参、桂枝、阿膠、芯を抜いた牡丹皮、生姜、甘草各2両、半夏半升、芯を抜いた麦門冬1升を1斗の水に入れ、3升になるまで煮詰めたら、3つに分けて1日3回温服する。また女性の下腹部が冷え長らく妊娠できない場合や、不正出血、過多月経や稀発月経にもよい。

温経湯は上熱下寒を治す処方だ。呉茱萸・生姜で下を温め、阿膠・麦門冬で補

---

[71] 十二症：（下之物）状如膏・如黒血・如紫汁・如赤肉・如膿痂・如豆汁・如葵羹・如凝血・如清血血似水・如米泔・如月浣乍前乍却・経度不応期。九痛：陰中痛傷・陰中淋痛・小便即痛・寒冷痛・月水来腹痛・気満併痛・汁出陰中如虫噛痛・脇下皮痛・腰痛。七害：害食・害気・害冷・害労・害房・害妊・害睡。五傷：窮孔痛・中寒熱痛・小腹急牢痛・臓不仁・子門不正引背痛。三痼：羸痩不生肌膚・絶産乳・経水閉塞。

 JCOPY 498-06930

陰し上の熱を冷ます。当帰・川芎・芍薬・牡丹皮などで活血化瘀する。現在でも
ほてり・のぼせ・冷えがある女性によく用いられ、不妊症・不正出血・過多月
経・稀発月経にも用いられる。万能感漂う処方だ。

第 10 条 帯下経水不利、少腹満痛、経一月再見者、土瓜根散主之。
【土瓜根散方】
土瓜根、芍薬、桂枝、䗪虫各三分。右四味、杵為散、酒服方寸匕、日三服。

> （超意訳）
> 　帯下があり、月経は不順で、下腹部が膨満して痛み、月経が一月に 2 回
> も来た場合には土瓜根散がよい。
> **【土瓜根散】**
> 　土瓜根、芍薬、桂枝、䗪虫各 3 分を粉末にして、1 回方寸匕 1 杯を酒で、
> 1 日 3 回服用する。

　土瓜根・䗪虫は破血消瘀薬ともいわれ、強力に瘀血を去る。結局、頻回月経で
帯下＋腹部膨満痛があれば、瘀血の仕業だと判断している。だから瘀血を除く。
いまなら桂枝茯苓丸あたりでもよいと思われる。

第 11 条 寸口脈弦而大、弦則為減、大則為芤、減則為寒、芤則為虚、寒
虚相搏、此名曰革、婦人則半産漏下、旋覆花湯主之。
【旋覆花湯】
旋覆花三両、葱十四茎、新絳少許。右三味、以水三升、煮取一升、頓服之。

> （超意訳）
> 　寸脈が弦で大であると、弦は減を、大は芤を、減は寒を、芤は虚を表し、
> 寒・虚が合わさる。こういう脈を革脈という。この脈を呈する女性は流産し
> て帯下が漏れている。旋覆花湯がよい。

【旋覆花湯】
　旋覆花3両、葱14茎、ごく少量の新絳を3升の水に入れ、1升になるまで煮詰めたら、頓服する。

　革脈の様子をまず説明している。革でできた硬い管を想定してみるとよい。そのような革脈は弦大で、気虚で寒証の脈だという。旋覆花湯は「五臓風寒積聚病脈証并治第11」に既出なので省略する。

第12条　婦人、陥経漏下、黒不解、膠姜湯主之。臣億等校諸本、無膠姜湯方、想是前妊娠中膠艾湯。

（超意訳）
　女性が、不正出血が止まらない状態になり、経血が黒いままで改善しない場合は、膠姜湯がよい。
　註：編纂人の林億たちが諸文献を確認したが、膠姜湯という処方はないため、これは婦人妊娠病脈証并治第20にある膠艾湯のことではないかと考える。

　「陥経漏下」が病態をよく表し、出血がポタポタと漏れ続けている状態である。血は鮮血ではなく黒いという。これは瘀血で、また寒があるせいだろうから、温めて活血・止血する。芎帰膠艾湯は、婦人妊娠病脈証并治第20で触れたのでそちらを参照のこと。

第13条　婦人、少腹満、如敦[72]状、小便微難而不渇、生後者、此為水与血、倶結在血室也、大黄甘遂湯主之。

---

[72] 上下二つにパカッと分かれる球状の器。

【大黄甘遂湯方】

大黄四両、甘遂二両、阿膠二両。右三味、以水三升、煮取一升、頓服之、其血当下。

> （超意訳）
>
> 　女性が出産後、下腹部が半球状に硬く膨満し、尿がやや出にくく口渇はしない。これは水と血とが子宮内で結合しているのである。大黄甘遂湯がよい。
>
> 【大黄甘遂湯】
>
> 　大黄4両、甘遂2両、阿膠2両を3升の水に入れ、1升になるまで煮詰めたら、頓服する。血が下って治るはずだ。

　胎児はもう出たのにまだ何か腹に詰まっているとすれば、普通に考えれば出血だろう。血と水が子宮内にて結合？　そこで大黄・甘遂で逐水しているのだが、大黄は逐血もし、排出物がドバッと出た後、阿膠で補血・止血する算段なのだろう。

第14条　婦人、経水不利、下、抵当湯主之。

【抵当湯方】

水蛭三十個熬、蝱虫三十枚熬去翅足、桃仁二十個去皮尖、大黄三両酒浸。右四味、為末、以水五升、煮取三升、去滓、温服一升。

> （超意訳）
>
> 　女性の月経不順は下して治すので、抵当湯がよい。
>
> 【抵当湯】
>
> 　炒った水蛭30個、炒って羽と脚を除いた蝱虫30個、皮尖を除いた桃仁20個、酒に浸した大黄3両を粉末にし、水5升の水に入れ、3升になるまで煮詰めたら、カスを除き、1升を温服する。

　抵当湯は瘀血を下す処方である。蛭（ヒル）、蝱虫（アブ）も動物性で活血作

用がある。桃仁・大黄はおなじみの活血薬だ。本条は「月経不順はすべて下して
よいとの誤解を招くが、抵当湯は瘀血＋便秘があることが使用条件になっている。
もっとも、現在ではこういう"虫処方"は使いたくない。

第15条　婦人、経水閉不利、臟堅癖不止、中有乾血、下白物、礬石丸主之。
【礬石丸方】
礬石三分焼、杏仁一分。右二味、末之、煉蜜和丸棗核大、内臟中、劇者再
内之。

（超意訳）
　女性の月経が中断し、再開しないのは、子宮が固く閉じてしまい、中に乾
いた血が残るからで、白帯下が見られる場合は、礬石丸がよい。
【礬石丸】
　焼いた礬石3分、杏仁1分を粉末にし、蜂蜜と混ぜ合わせて棗の種の大
きさに丸め、膣から挿入する。症状が劇しい場合はさらに挿入する。

礬石とはミョウバン（$KAL(SO_4)_2 \cdot 12H_2O$）で、清熱燥湿作用がある。乾血
といえば瘀血で、血の循環に悪影響を及ぼす。杏仁はここでは乾血を潤す作用を
期待されている。いずれにせよ現在ではこういう処方は使わない。

第16条　婦人、六十二種風、及腹中血気刺痛、紅藍花酒主之。
【紅藍花酒方】疑非仲景方。
紅藍花一両。右一味、以酒一大升、煎減半、頓服一半、未止再服。

（超意訳）
　女性のさまざまな風による疾患、および腹の中で血や気の停滞によって刺
痛がする場合は、紅藍花酒がよい。張仲景の処方かどうか疑わしい。
【紅藍花酒】

JCOPY 498-06930

　　紅藍花 1 両を酒大桝 1 升に入れて半量になるまで煮詰めたら、その半分を頓服する。症状が治まらなければもう 1 回服用する。

　紅藍花とは紅花のことだろうか。活血止痛作用があるので、これを酒で煎じて飲むのは理に適っている。張仲景の処方というより、民間療法が混入した感じがする。そういう処方が金匱にはゴロゴロしている。

第 17 条　婦人、腹中諸疾痛、当帰芍薬散主之。
【当帰芍薬散方】見前妊娠中。
第 18 条　婦人、腹中痛、小建中湯主之。
【小建中湯方】見前虚労中。

（超意訳）
第 17 条　女性の腹中諸疾痛には、当帰芍薬散がよい。
【当帰芍薬散】
　処方は、前の婦人妊娠病脈証并治第 20 にあるので参照のこと。
第 18 条　女性の腹中痛には、小建中湯がよい。
【小建中湯】
　処方は、血痺虚労病脈証并治第 6 にあるので参照のこと。

　当帰芍薬散の条文には、小建中湯のものにくらべて「諸疾」の 2 文字が多いだけだ。これに大きな意味があるとは感じられないが、2 つともこうまで単純なのは、いろいろと省略されていると考えるべきだ。既出の処方であればなおさらだ。それぞれ元の条文に戻ってみることだ。

第 19 条　問曰、婦人病、飲食如故、煩熱不得臥、而反倚息者何也。
師曰、此名転胞、不得尿也。以胞系了戻、故致此病、但利小便則癒、宜腎

気丸主之。
【腎気丸方】
乾地黄八両、薯蕷四両、山茱萸四両、沢瀉三両、茯苓三両、牡丹皮三両、
桂枝、附子炮各一両。右八味、末之、煉蜜和丸梧子大、酒下十五丸、加至
二十五丸、日再服。

> （超意訳）
> ＜問＞
> 　女性の病で、普通に飲食ができて、ほてって横になれず、上体を起こして
> 椅子にもたれ掛からずにはいられない場合、何病でしょうか。
> ＜答＞
> 　これは転胞といって、そのために尿が出にくくなっている。卵管や尿管な
> どのねじれによって起こっているので、ただ利尿をかければ治る。腎気丸が
> よい。
> 【腎気丸】
> 　乾地黄８両、山薬４両、山茱萸４両、沢瀉３両、茯苓３両、牡丹皮３両、
> 桂枝、炮附子各１両を粉末にして、蜂蜜でアオギリの実の大きさに丸め、１
> 回 15 丸〜25 丸を酒で１日２回服用する。

　「飲食如故」だから消化器系統には異常がない。「煩熱不得臥、而反倚息」は上
熱下寒表現だ。原因は下半身にあることを匂わせている。腎気丸で「但利小便則
癒」というにしては、利尿に関する薬は少ない（沢瀉・茯苓くらい）。当然、利
尿以外の作用を期待している。乾地黄・牡丹皮（・桂枝）で活血し、乾地黄・炮
附子・桂枝では補腎陽、山薬は補脾、山茱萸は補肝、などと多様な役割がある。

第20条　【蛇床子散方】
温陰中坐薬。
蛇床子仁。右一味、末之、以白粉少許、和令相得、如棗大、綿裹内之、自
然温。

JCOPY 498-06930

（超意訳）

【蛇床子散】

　膣内を温める坐薬である。

　蛇床子仁を粉末にして、米粉を少し混ぜたものを、棗の大きさに練り、綿でくるんで膣内に入れておくと、自然に温まる。

　蛇床子とは温腎燥湿殺虫作用のある生薬だ。とくに記載はないものの、本条文では陰部が冷えたために起こる病気、とくに寄生虫によって起こるものの治療（外用）について述べているのだろう。

第 21 条　少陰脈滑而数者、陰中即生瘡。陰中蝕瘡爛者、狼牙湯洗之。

【狼牙湯方】

狼牙三両。右一味、以水四升、煮取半升、以綿纏筋如繭、浸湯瀝陰中、日四遍。

（超意訳）

　少陰脈が滑数である場合は、膣内に瘡を生じている。膣内が蝕まれて瘡やびらんを生じている場合は、狼牙湯で洗うのがよい。

【狼牙湯】

　狼牙 3 両を 4 升の水に入れ、半升になるまで煮詰める。これに、箸に綿を繭のように巻き付けたものを浸し、膣内に液をポタポタと注ぎ入れる。1 日 4 回行う。

　陰部の炎症を脈だけでみている。少陰脈は少陰腎経の脈、すなわち尺脈であろう。ここが滑・数というから、少陰に湿と熱とがあると考えたのであろう。狼牙とは清熱解毒＋消腫散結作用を持つ狼牙草のことのようだ。外用して炎症を抑えたのであろう。

第 22 条　胃気下泄、陰吹而正喧、此穀気之実也、膏髪煎導之。

【膏髪煎方】見黄疸中

> （超意訳）
>
> 　胃気が下り、陰部から大きな音でガスが放出されるのは、穀気が過剰で邪実となっているからだ。膏髪煎でこれを正常なルートへ導くとよい。
>
> 【膏髪煎】
>
> 　処方は、黄疸病脈証并治第 15 にあるので参照のこと。

　いくら胃気が旺盛だからといって、消化管のガスが膣から漏れ出てくるとは、解剖学的にはとても考えられない。その正体はじつはやはりオナラであろう。まったく理解不能であり、これ以上ツッコまないことにする。

第 23 条　【小児疳虫蝕歯方】

疑非仲景方

雄黄、葶藶。右二味、末之、取臘月猪脂、鎔、以槐枝綿裏頭四五枚、点薬烙之。

> （超意訳）
>
> 【小児疳虫蝕歯方】張仲景の処方かどうか疑わしい。
>
> 　雄黄、葶藶を粉末にして 12 月頃に捕れた豚の脂に溶かしたものを、エンジュの木の枝の片端を綿 4〜5 枚でくるんで作った綿棒に着けて、患部を焼く。

　これは婦人病とは関係がない。雄黄は解毒殺虫薬、葶藶子は燥湿去痰薬だから、当時は「虫」が歯を侵食したと考えたのだろう。蝕歯の原因が砂糖などとわかったのは比較的最近のことだ[73]。

---

[73]「近代歯科学の父」フランスの歯科医フォシャールが、その著書「Le Chirurgien Dentiste, ou Traité des dents（歯科外科医、もしくは歯の概論。1728 年刊)」の中で述べている。

雑療方第23

第1条　退五臓虚熱。

【四時加減柴胡飲子方】

冬三月、加柴胡八分、白朮八分、大腹檳榔四枚并皮子用、陳皮五分、生姜五分、桔梗七分。春三月、加枳実、減白朮、共六味。夏三月、加生姜三分、枳実五分、甘草三分、共八味。秋三月、加陳皮三分、共六味。右各咬咀、分為三貼、一貼以水三升、煮取二升、分温三服。如人行四五里進一服、如四体壅、添甘草少許、毎貼分作三小貼、毎小貼以水一升、煮取七合、温服、再合滓為一服。重煮都成四服。疑非仲景方。

（超意訳）

　五臓の虚熱を退ける。

【四時加減柴胡飲子】

　冬の3カ月は、柴胡8分、白朮8分、大きな檳榔4個（皮・種とも）、陳皮5分、生姜5分、桔梗7分（計6味）を用いる。

　春の3カ月は、これに枳実（量？）を加え、白朮を除き、計6味を用いる。

　夏の3カ月は、生姜を3分に減らし、枳実5分と甘草3分を加え、計8味を用いる。

　秋の3カ月は、陳皮を3分に減らし、計6味を用いる。

　これらを小さく砕き、混合して各3包にする。1包を3升の水に入れ、2升になるまで煮詰めたら、3分割して1日3回温服する。約30分おきに1服ずつ服用する。手足が塞がる感じがすれば、甘草を少量追加する。甘草は3包の別包にしておき、メインの処方を服用する際に、1升の水で7合まで煮詰めたものを温服する。煎じた3回分の残りカスを合わせて再度煎じ、1服とする。結局4回服用することになる。張仲景による処方かどうかは疑

わしい。

　五臓の虚熱というのは、実は寒が居座っているのだから、冷ますのは標治で、温めるのが本治である。それを例えば冬季には柴胡・白朮・檳榔・陳皮・生姜・桔梗で治すとしている。これを基本形とし、季節に応じて加減しているが、どうもぴんと来ない処方だ。一つ飛ばして第3条に行ってみる。

第3条　【三物備急丸方】

大黄一両、乾姜一両、巴豆一両去皮心熬外研如脂。右薬各須精新、先擣大黄乾姜為末、研巴豆内中、合治一千杵、用為散。蜜和丸亦佳。密器中貯之、莫令歇。主心腹諸卒暴百病。若中悪客忤、心腹脹満、卒痛如錐刺、気急口噤、停尸卒死者、以暖水若酒、服大豆許三四丸。或不下、捧頭起、灌令下咽、須臾当差。如末差、更与三丸。当腹中鳴、即吐下便差。若口噤、亦須折歯灌之。

（超意訳）

【三物備急丸】

　大黄1両、乾姜1両、皮を除いて炒り、脂状のペーストになるまで研磨した巴豆1両、いずれも新しいものを用いる。まず大黄・乾姜を粉末にし、巴豆に加えて混ぜ合わせ、杵で粉々になるまで擣いて散剤とし、これを蜜と混ぜて丸剤にして用いるのがよい。薬は密閉容器内に貯蔵し、気が抜けないようにする。

　三物備急丸は心・腹に急に生じる種々の病気を治す。何かに食当たりしたりガスが腹の中にたまったりして、心〜腹が脹って膨満したり錐で刺すように激しく痛んだり、呼吸が粗くなって口を噤んだままとなり失神して死んだようになっている者には、湯冷ましか酒で大豆大のものを1回3〜4丸服用させる。飲み下せない場合は、頭を支えて起こし薬を口中に注入し、咽を過ぎればたちまち癒える。それでも癒えないならば更に3丸を飲ませる。す

JCOPY 498-06930

ぐに腹中がゴロゴロと鳴りたちまち吐下して治る。口を噤んで開かないとき
は、歯を折ってそこから薬を注入する。

　三物備急丸はその名の通り、大黄・乾姜・巴豆の３つからなる、救急に備え
ておく丸剤である。巴豆は油性の植物で、クロトン油が採れる。大熱性の瀉下剤
で強毒である。現在は用いない。まさに毒を以て毒を制すような処方である。

　これ以降は話の進行を少し、というかだいぶやり方を変える。というのは、救
命救急、事故、外傷などへの処方が続き、現代では役に立たないからである。ペー
ジ数の関係もあって、残りの13条中２条のみを取り上げ、雰囲気を味わって
いただくに留めることにした。

【救卒死方】
薤搗汁、灌鼻中。又方、雄鶏冠割取血、管吹内鼻中。猪脂如鶏子大、苦酒
一升、煮沸、灌喉中。鶏肝及血、塗面上、以灰囲四旁、立起。大豆二七粒、
以鶏子白併酒和、尽以呑之。

（超意訳）
【突然死する者を救命する処方】
　らっきょうを突き砕いて汁を絞り、鼻中に垂らす。
　別の処方として、次のようなものもある。
　雄鶏のトサカを割って血を取り出し、管を用いて鼻中に吹き込む。
　鶏卵大の豚脂、苦酒１升を煮立たせたものを、喉の中に注ぎ込む。
　雄鶏の肝臓と血液を顔に塗り、その四隅を灰で壁のように囲う。
　大豆27粒と卵白を酒に入れて混ぜ合わせ、飲み干す。

　救卒死方というのは、急死（卒死）したものを救う処方である。もちろん、死
亡した後では救えないので、死んだようにみえる病状のものを治す、という意味
である。処方は、なんだかもうメチャクチャだ。

【救溺死方】

取竈中灰両石余、以埋人、従頭至足、水出七孔、即活。

（超意訳）
【溺死者を救命する処方】

　かまどの中から灰と炭の燃え残りを取り出し、寝かせた溺死者に頭から足まで全身に被せて埋める。水が7つの穴から出て、すぐに生き返る。

　これもよくわからない。「灰両石余」が吸水性をもち、これが水を体外に引っ張るというのは若干理解できるが、肺に入った水はどうなるのか……。

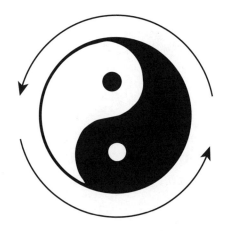

JCOPY 498-06930

禽獣魚虫禁忌并治第 24

　以降の2つの篇では、肉、魚、果物、野菜などについて、「○○を食べてはいけない」とか、「妊娠中には○○を食べてはいけない」とか、「○○と○○を食べ合わせてはいけない」みたいなことが断片的に並んでいる。その通りのこともあるが、ほとんどが迷信の類である。現代医療にはとても用いることができないので、全文掲載は無意味と判断し、数条ずつだけを取り上げ、雰囲気を味わっていただくに留めることにした。

諸肉及魚、若狗不食、鳥不啄者、不可食。

（超意訳）
　肉や魚で、犬も鳥も食わないようなものは、危険なので食べてはいけない。

　まさにこの通り。

【治食生肉中毒方】
堀地深三尺、取其下土三升、以水五升、煮数沸、澄清汁、飲一升。即癒。

（超意訳）
【生肉を食べて毒に当たったものを治す処方】
　地面を3尺堀り、その下の土3升を取り、5升の水に入れて数回沸騰させ、上清1升を服用すると、すぐに治る。

　本当だろうか。

果実菜穀禁忌并治第 25

果子落地経宿、虫蟻食之者、人大忌食之。

（超意訳）
　地面に落ちて一晩経ったくだもので、虫や蟻が食っているものは、絶対に食べてはいけない。

まさにこの通り。

林檎不可多食、令人百脈弱。

（超意訳）
　りんごを食べ過ぎてはいけない。すべての脈が弱くなるからだ。

本当だろうか。

【食諸菌中毒悶乱欲死、治之方】
人糞汁、飲一升、土漿、飲一二升。大豆濃煮汁飲之、服諸吐利薬、並解。

（超意訳）
【各種のキノコの毒に当たり、悶乱して死にそうな状態を治す処方】
　人糞汁を 1 升服用する。土と水をかき混ぜてできた上澄み水を 1〜2 升服用する。大豆を煮詰めた汁を服用する。各吐・利薬を服用すると治る。

…特に付け足すことはなさそうだ。

JCOPY 498-06930

索 引

著者略歴

入江祥史
（いりえ よしふみ）

1991年　大阪大学医学部医学科卒業
1995年　大阪大学大学院医学研究科修了（医学博士）
大阪大学医学部附属病院、Harvard Medical School、
慶應義塾大学病院漢方クリニック、市中診療所勤務な
どを経て、2019年に漢方診療を引退。

著書に、「寝ころんで読む傷寒論・温熱論」（中外医学
社）、「漢方・中医学講座（全7巻）」（医歯薬出版）、
「絵でわかる漢方医学」（講談社）、「はじめての漢方医
学」（創元社）などがある。

寝ころんで読む金匱要略　　　ⓒ

発　行　　2020年10月10日　　1版1刷
著　者　　入　江　祥　史

発行者　　株式会社　中外医学社
　　　　　代表取締役　青　木　　滋
　　　　　〒162-0805　東京都新宿区矢来町62
　　　　　電　話　　（03）3268-2701（代）
　　　　　振替口座　00190-1-98814番

印刷・製本/横山印刷㈱　　　　　〈HI・MU〉
ISBN978-4-498-06930-5　　　Printed in Japan